进展期癌症患者意义中心个体心理治疗手册

Individual Meaning-Centered Psychotherapy for Patients with Advanced Cancer: A Treatment Manual

原著　William S. Breitbart
　　　Shannon R. Poppito

主译　唐丽丽

译者　周城城　苏中格　贾慧敏
　　　庞　英　韩鑫坤

U0256694

北京大学医学出版社

JINZHANQI AIZHENG HUANZHE YIYI ZHONGXIN GETI XINLI ZHILIAO
SHOUCE

图书在版编目（CIP）数据

进展期癌症患者意义中心个体心理治疗手册 /（美）威廉·布赖特巴特 (William S.
Breitbart),（美）香农·波皮托 (Shannon R. Poppito) 原著；唐丽丽主译 . —北京：北
京大学医学出版社，2021.8
书名原文：Individual Meaning-Centered Psychotherapy for Patients with Advanced Cancer:
A Treatment Manual
ISBN 978-7-5659-2465-1

Ⅰ.①进…　Ⅱ.①威…②香…③唐…　Ⅲ.①癌 – 精神疗法 – 手册
Ⅳ.① R730.59-62

中国版本图书馆 CIP 数据核字（2021）第 139684 号

北京市版权局著作权合同登记号：图字：01-2020-6578

Individual Meaning-Centered Psychotherapy for Patients with Advanced Cancer: A Treatment Manual
William S. Breitbart, Shannon R. Poppito
ISBN 978-0-19-983724-3
© Oxford University Press 2014

Individual Meaning-Centered Psychotherapy for Patients with Advanced Cancer: A Treatment Manual was originally published
in English in 2014. This translation is published by arrangement with Oxford University Press. Peking University Medical Press
is solely responsible for this translation from the original work and Oxford University Press shall have no liability for any errors,
omissions or inaccuracies or ambiguities in such translation or for any losses caused by reliance thereon.

Individual Meaning-Centered Psychotherapy for Patients with Advanced Cancer: A Treatment Manual 以英文形式于 2014 年首
次出版。本译著经 Oxford University Press 授权，由北京大学医学出版社负责出版，Oxford University Press 对译文中的
错误、疏漏、不准确、歧义及因此而产生的损失不负有责任。

Simplified Chinese Translation © 2021 by Peking University Medical Press.
All Rights Reserved.
简体中文版 ©2021 北京大学医学出版社

进展期癌症患者意义中心个体心理治疗手册

主　　译：唐丽丽
出版发行：北京大学医学出版社
地　　址：（100191）北京市海淀区学院路 38 号　北京大学医学部院内
电　　话：发行部 010-82802230；图书邮购 010-82802495
网　　址：http://www.pumpress.com.cn
E-mail：booksale@bjmu.edu.cn
印　　刷：中煤（北京）印务有限公司
经　　销：新华书店
责任编辑：董采萱　　责任校对：靳新强　　责任印制：李　啸
开　　本：710 mm×1000 mm　1/16　印张：6.75　字数：94 千字
版　　次：2021 年 8 月第 1 版　2021 年 8 月第 1 次印刷
书　　号：ISBN 978-7-5659-2465-1
定　　价：46.00 元
版权所有，违者必究
（凡属质量问题请与本社发行部联系退换）

但是，如果有意义，

那它就是无条件的意义，

无论是痛苦还是垂死，

都不能使它逊色。

而我们的患者所需要的，

就是对无条件意义的

无条件信念。

——维克多·弗兰克尔《追求意义的意志》

（*The Will to Meaning*，1969，p. 156）

　　一位接受意义中心疗法的患者，在他最后的"遗赠计划"（Legacy Project）中，创作了本书封面上的图案。这个图案象征了他过去、现在和未来的遗赠，三者与爱尔兰传统的象征互相交织，并被"永恒的爱"联结在一起。

译者前言

"人生值不值得？"这是一个最基本的哲学问题。要回答这个问题，其实就是在回答"生命的意义什么"。晚期癌症患者常常会体验到生命的无意义感，这种无意义感会让患者感到焦虑、抑郁、绝望，甚至产生放弃生命、寻求速死的想法。作为心理社会肿瘤学专业人员，帮助晚期癌症患者找寻生命的意义，是我们临床工作中常常要面临的挑战。

奥地利的著名哲学家维克多·弗兰克尔是意义治疗与存在主义分析的创始人，他有诸多关于人生意义的著作。弗兰克尔认为，在人的一生中，从生到死都是存在意义的，如果我们感受不到生命的意义，并不是因为意义消失了，而是因为我们失去了与意义之间的连接。人生的意义来自于历史的传承，来自于自由的态度，来自于我们在生活中的创造和体验，来自于爱、艺术和幽默。意义中心疗法是美国纪念斯隆－凯特琳癌症中心的布赖特巴特（Breitbart）教授及其团队，基于弗兰克尔关于人生意义的理论，并针对进展期癌症患者的心理特点开发的标准化心理治疗方法。已有高质量的研究证据表明，该疗法能够有效减轻进展期癌症患者的无意义感和无望感，改善患者情绪，并提高其生活质量。

本手册的内容包括意义中心疗法的理论基础，意义中心个体心理治疗具体的实施流程，每个治疗单元的主题、治疗目标、主要内容概述、每个步骤如何具体操作、家庭作业、注意事项、治疗师依从性检查单，以及其他在治疗过程中可能会用到的所有书面材料。手册内容翔实，可操作性强，心理治疗师、精神科医师、心理护理人员等专业人员可以在手册指导下进行标准化的意义中心个体心理治疗。

感谢本手册的原作者布赖特巴特（William S. Breitbart）教授授权我们翻译此书，感谢"结直肠癌中西医结合全程心理康复与症状管理模式建立"项目对本手册出版的经费支持，感谢北京大学医学出版社、中国癌症基金会对本手册翻译及出版给予的大力支持，感谢《医师报》对本手册出版的前期报道和宣传。

本手册的翻译和审校工作由我和我的团队共同完成。由于我们的专业及翻译能力都还不尽完美，还需要通过不断的学习和实践取得进步，翻译中难免有不尽如人意之处，请读者多多谅解和批评指正。

唐丽丽

2021 年 6 月

我们的生命原非短暂，是我们自己使然；

上天所赐不薄，是我们将其荒废虚掷。

人真正活过的那段生命仅仅是一小部分。

    ——塞尼卡《论生命的短暂》（*On the Shortness of Life*，1933）

判断人生是否值得活下去，就意味着回答哲学的根本问题……

基于此，我断定生命的意义是最紧迫的问题。

    ——阿尔伯特·加缪《西西弗斯神话》（*Myth of Sisyphus*，1955）

  如果你打开了这本治疗手册并正在读这篇前言，我猜你应该是一名需要面对癌症患者的医生或者研究人员，特别是需要面对那些处于癌症进展期或接受缓和医疗的患者。通过你的临床工作经历，或那些近期关于存在主义、叙事、意义中心干预的临床研究，你应该已经体会到帮助患者保持生命意义感的重要性，尤其是晚期癌症患者在去世前的最后几个月里。你大概已经感慨过"生命如朝露"，而塞尼卡的箴言在某种程度上能让你感到安慰，那就是只有不能竭尽全力地"有意义地"度过生命中的每一刻，生命才会变得短暂。你大概也和加缪一样，得出了"生命的意义是最紧迫的问题"的结论。你大概和我们的研究小组一样，已经开始认识到帮助进展期癌症患者维持或增强生命意义的能力，有助于他们保持希望和目的感、提高生活质量、减轻症状和减少绝望感。希望你也已经开始相信，为进展期癌症患者提供"照护"的核心理念是培育"哪怕直至生命最后一刻，（我们）仍然可能创造或者体验生命意义"

的照护方法。

十年前，纪念斯隆－凯特琳癌症中心的研究团队探索出一套方法来解释"意义"对于临床和灵性／生存的重要性，并将其作为进展期癌症患者临终心理干预的核心概念加以保留。我们把这种干预称为"意义中心心理治疗"（Meaning-Centered Psychotherapy，MCP）。我们最先开发了小组形式的治疗方法，称为"意义中心团体心理治疗"（MCGP）。它的目的在于通过那些可以作为"意义资源"的、常见又可靠的"意义源泉"，帮助进展期癌症患者理解维持意义、重新与周遭建立连接、创造和体验意义的重要性，以及彼此间的相互关联，从而帮助他们缓解在生命尽头的绝望感。

一项关于MCGP的随机对照试验（Breitbart et al.，2010）证明了这种干预措施在改善心理健康和意义感，以及减少焦虑、无助感和死亡欲望方面的有效性（读者可参阅牛津大学出版社出版的《进展期癌症患者意义中心团体心理治疗手册》）。通过MCP的团体治疗实践，我们摸索出了一种更加灵活、更加个体化的治疗形式——"意义中心个体心理治疗"（Individual Meaning-Centered Psychotherapy，IMCP）。经证明，IMCP与MCGP同样有效，但它在时间和地点（例如办公室、床旁或化疗室）上可以更加灵活地安排，从而减少了资源消耗并可以提高干预完成率（Breitbart et al.，2012）。

在本书的前言中，我们希望呈现出IMCP对进展期癌症患者干预有效性的科学原理。这本手册本身已足够详细，我们相信它可以指导临床医生和研究人员进行临床干预和重复性研究，也可以作为开发适应当地文化和语言的干预措施的步骤指南。读者若要了解更多有关治疗技术的治疗案例，建议参考牛津大学出版社即将出版的《癌症患者的意义中心心理治疗教材》（*Textbook of Meaning-Centered Psychotherapy for Cancer*）。

意义中心个体心理治疗的发展

　　与心理社会肿瘤学和缓和医疗领域的许多临床干预措施一样，MCP
尤其是 IMCP 的诞生源于解决临床问题的需求，对于这类问题，在此
之前尚无有效的干预措施。事实上，MCP 的出现具有一定的时代背景，
它是受"存在主义哲学"著作以及精神病学先贤们的工作启发，同时又
与一个临床问题进行了幸运的"碰撞"，从而被构思、开发和测试，最
终成为一种团体形式的有效干预手段。这个临床问题就是进展期癌症
患者表现出绝望、无望感和寻求速死的意愿，然而他们并非患有抑郁症
（Breitbart et al.，2000），而是面临着意义、价值和目标丧失的存在主义
危机。虽然我们的研究团队最终证明足量的抗抑郁治疗可以逆转抑郁患
者寻求速死的意愿（Breitbart et al.，2010），但是对于非临床抑郁所导
致的意义丧失和无望感，没有任何有效的干预手段。我们的研究团队主
要受维克多·弗兰克尔（Frankl，1955，1959，1969，1975）著作的启
发，吸收了弗兰克尔关于意义在人类生存中重要性的概念（即弗兰克尔
所说的意义疗法 "logotherapy"），还受益于欧文·亚隆（Yalom，1980）
的贡献，首先创造了意义中心心理治疗的团体干预形式，随后又形成了
主要针对进展期癌症患者的意义中心个体心理治疗（IMCP），即本手册
所呈现的干预形式。这一干预疗法的目的是通过维持或强化患者的意义
感，来消除他们面对死亡的绝望、无望感和寻求速死的念头。尽管意义
中心心理治疗在很大程度上依赖弗兰克尔提出的"意义"和"意义源"
的概念，将此作为患者在痛苦中重新连接意义的资源，但实际上我们的
意义中心心理治疗不是传统的意义疗法（logotherapy），也不会用到很
多意义疗法（logotherapy）的言语治疗技术。虽然 MCP 的灵感来自于
弗兰克尔关于意义的著作，但是也整合了其他基础的存在主义概念和观
点，尽管这些概念和观点并不直接聚焦于意义，但是它们与寻找、连接
和创造意义有明确的关联。MCP 也与经典的意义疗法不同，它是专门
为癌症患者量身打造的。

意义的重要性：应对癌症时的灵性健康和存在安适

有大量的证据表明，意义以及存在或灵性的安适对进展期癌症患者来说非常重要。辛格（Singer）和他的同事发现，从患者的角度来看，"获得灵性/精神上的安宁"是临终关怀非常重要的一环（Singer, Martin, & Kelner, 1999）。莫迪奥（Moadel）及其同事调查了248例癌症患者，询问他们最重要的需求是什么（Moadel et al., 1999），其中51%的人报告说需要帮助克服恐惧，41%的人需要帮助找到希望，40%的人需要帮助找到生活的意义，43%的人需要找到心灵的平静，还有39%的人需要帮助找到灵性资源。在一项纳入162例日本临终关怀住院患者的研究中，37%的患者认为心理痛苦是因为感到缺乏意义，37%是因为无望感，还有28%是因为社会角色缺失和被隔离感（Morita, Tsunoda, Inoue& Chihara, 2000）。另外一项由迈耶（Meier）及其同事开展的关于患者安乐死缘由的调查中，医生报告说47%的安乐死要求源自"生活意义的缺失"（Meier et al., 1998）。

显然，从患者和医生的角度来看，灵性关怀是高质量临终关怀的基本要素。布雷迪（Brady）和他的同事们发现，相比较于意义感或内心平静程度低的患者，在生活中体会到较强意义感的癌症患者对生活质量的满意度更高，并且能够更好地忍受严重的躯体症状（Brady et al., 1999）。我们的研究团队（Breitbart et al., 2000；Nelson, Rosenfeld, Breitbart, & Galietta, 2002）证明了灵性健康的核心作用，尤其是有"意义"作为缓冲介质时，可以支持晚期癌症患者对抗抑郁、无望感和速死念头的侵害。麦克莱恩（McClain）及其同事发现，即使在控制了抑郁症的影响之后，临终绝望（主要特征为产生绝望感、速死念头和自杀意念）也与灵性健康中的意义元素有着显著关联（McClain, Rosenfeld, & Breitbart, 2003）。亚涅斯（Yanez）及其同事在乳腺癌患者中也发现了类似的结果。他们发现意义感和平静感的增加预示着患者的精神状况更好，心理痛苦程度更轻；相比较而言，信仰的增强并没有产生类似的效果（Yanez et al.，2009）。

这项研究强调了意义对抑郁、无望感、自杀意念和速死念头的缓冲作用，并且在面对癌症患者的抑郁和无助感所引发的后果时，意义的作用尤为显著。抑郁、无望感及意义缺乏与生存率降低（Watson et al.，1999）、自杀率升高、自杀意念、无望感和速死念头相关（Breitbart et al.，2000；Chochinov et al.，1995；Kissane et al.，1997）。此外，无望感和意义缺乏被证明是独立于抑郁症的速死念头的预测因子，它们对速死念头的影响与抑郁症一样（Breitbart et al.，2000）。因此，目前迫切需要为进展期癌症患者开发一种解决其"意义缺乏"问题的心理干预措施，此干预措施将改善进展期癌症患者的心理社会结局（如生活质量、抑郁、焦虑、无望感、速死念头和临终绝望等）。

另一个对 MCP 的理论模型有重要贡献的概念是帕克和福尔克曼（Park & Folkman，1997）提出的"意义焦点应对"。它从重新评估一个事件及一个人在事件中"理解"或"发现意义的程度"来描述意义（Andrykowski，Brady，& Hunt，1933；Folkman，1997；Park & Folkman，1997；Taylor，1983，1993）。而与此不同的是，弗兰克尔将意义理解为一种状态，每时每刻都在产生；人们可以从感到自己生活毫无价值的失志感中解脱出来（Kissane et al.，1997），变得能够意识到个人意义和目标，从而更加珍惜剩余的时光。弗兰克尔认为，体验意义或者感觉自己过着一种"有意义"的生活，意味着意义在整个生命中每时每刻都会被体验和创造出来，而且意义也会以一种更加本体论的方式呈现在我们的生命中（Frankl，1955，1959，1969，1975）。

把意义定义为一种受变化影响的状态或感受，表明其很可能对干预产生反应。弗兰克尔的确也把"痛苦"看作是潜在的跳板，既用可以由此而对"意义"产生需求，也可能由此而去寻找意义（Frankl，1955，1959，1969，1975）。因此，终末期的疾病诊断会给人带来痛苦和绝望，而我们也可以把这个经历看作是成长和寻找"意义"的机会。患者在生活中要么失去意义和目标，要么维持甚至强化内心的意义感、目的感和内心的平静，患者也就能够更加珍惜余下的时光，积极地看待事物。

从以上原则可知，IMCP 通过帮助患者看到并且抓住生活中的各种意义源泉，从而强化他们的意义感。强化意义感被看做是改善心理社会结局的催化剂，例如可以提高生活质量、减少心理痛苦和绝望感等。具体来说，意义感既被看做是一个中间结局变量，也被看做是产生上述重要心理社会结局变化的中介变量。

存在主义哲学和心理学的核心概念

IMCP 发展和传播的基础是存在主义哲学、心理学和精神病学的一些核心概念，其中包括克尔凯郭尔、尼采、海德格尔、萨特、加缪和亚隆等先驱提出的重要理论（Heidegger, 1996; Kierkegaard, Hong, & Hong, 1983; Nietzsche, 1986; Sartre, 1984; Yalom, 1980）。

存在主义哲学和存在主义心理学的核心概念是关注"意义"和"无意义"，虽然 IMCP 受益于存在主义许多重要概念的整合，但是这些概念不直接涉及意义，而是相互关联，并作为重要框架指导 IMCP 的心理治疗工作。因此，尽管 IMCP 的重点在于挖掘意义及其源泉，但很明显，如果治疗师很好地掌握了存在主义哲学和存在主义心理学相关的基本概念框架及理论，治疗工作将会更加得心应手，工作内容也将会更加丰富。IMCP 的治疗框架所吸收和采用的重要存在主义概念包括但不限于：死亡焦虑、自由、责任、选择、创造力、身份认同、真实性、生存的内疚感、超越、转变、向死而生、存在与时间性、存在的孤独感等。这些存在主义的概念充溢在 IMCP 的治疗中，并主要用于强化干预治疗中与意义的寻找、连接和创造有关的目标。

意义中心个体心理治疗有效性证据的综述

在 IMCP 发展起来之前，很少有干预手段会关注患者的生存或灵性问题，尤其是对于进展期癌症患者，也不会去评估治疗对患者的影响。亚隆（Yalom）、施皮格尔（Spiegel）及其同事的早期研究表明，为期 1 年的以关注生存问题为焦点的支持性团体治疗能减轻患者心理痛苦，提高患者生活质量（Spiegel，Bloom，& Yalom，1981；Spiegel & Yalom，1978；Yalom & Greaves，1977）。在最近的研究中，研究者描述了基于个体干预，包含灵性或生存内容的短程干预治疗（e.g.，Chochinov et al.，2011；Kissane et al.，2003；Lee et al.，2006）。然而，这些研究的结果在干预抑郁、焦虑和速死念头等心理问题的影响方面是不一致的。更重要的是，研究者们并未持续关注灵性健康和生存意义的特定主题。因此，尽管强化意义感和目的感似乎有着不言而喻的重要性，但很少有人为了解决这一重要问题去发展一项相关的临床干预。

我们最初是以团体形式来发展以意义为中心的心理治疗的，并称之为意义中心团体心理治疗（MCGP）。一项小规模随机对照研究（Breitbart et al.，2010）证明，MCGP 有助于改善患者的灵性健康和意义感，同时减轻焦虑、无望感和速死念头。MCGP 为期 8 周，包含教学和体验练习。此项研究结果显示，与支持性团体治疗相比，接受 MCGP 的患者明显获益更大，在增强灵性健康和意义感方面更是如此。MCGP 的疗效在治疗结束后两个月甚至更强，这表示疗效在治疗完成后不仅会持续存在，而且还会加强。这项研究为 MCP 的有效性提供了证据支持，这种全新的、团体形式的干预方法可以提升进展期癌症患者的灵性健康、意义感、心理健康功能等。一项大型的随机对照试验近期也已完成，初步分析的结果表明 MCGP 是一种高效的干预措施。尽管效果显而易见，但由于其固定的团体形式，MCGP 的实际应用可能会受到地点、参加人数以及其他资源的限制和影响。

我们在纪念斯隆-凯特琳癌症中心的团队认为，强化意义感的干预手段具有重要意义。然而 MCP 的团体形式有明显的局限性，尤其是对于那些无法遵守团体干预的固定时间和地点的进展期癌症患者。在开始临床试验后不久，我们就意识到，如果我们想要成功开发一种可以实际应用于更多进展期癌症患者的 MCP，那么一种更灵活的个体化形式的 MCP 就是必不可少的。就这样，IMCP 在我们初步进行 MCGP 的试验过程中就被开发出来了。波皮托（Poppito）博士在使 MCGP 转型为个体治疗的形式方面发挥了重要作用。IMCP 已被证明与 MCGP 有着同样的功效，但 IMCP 在安排治疗时间和地点方面却更灵活（例如可在办公室、床旁、化疗病房进行），并能降低成本，提高了干预者的完成率（Breitbart et al., 2012）。

一项发表于《临床肿瘤学杂志》（*Journal of Clinical Oncology*）的随机对照预试验表明，IMCP 能够显著提升患者的灵性健康，增强意义感，改善生活质量，并减轻与症状相关的心理痛苦（Breitbart et al., 2012）。120 位 Ⅲ 期或者 Ⅳ 期的癌症患者被随机分配到 IMCP 组或治疗性按摩（therapeutic massage, TM）组，每组都包含 7 个治疗单元。分别在治疗开始前、结束时以及治疗结束后 2 个月时进行评估。主要结局指标是灵性健康和生活质量，次要结局指标还包括焦虑、抑郁、无望感、疾病负担和症状导致的心理痛苦。与对照组相比，IMCP 组患者的灵性健康（包含意义感和信仰）得到了大幅度改善，生活质量也是如此。次要结局指标方面，IMCP 组患者在疾病负担和症状相关心理痛苦方面同样也得到了大幅改善，焦虑、抑郁和无望感都有很大程度的减轻。对于存在灵性痛苦和生活质量较差的进展期癌症患者，IMCP 有明显的短期获益。因此，从事进展期癌症患者治疗工作的临床工作者应该考虑使用 IMCP，以提升进展期癌症患者的生活质量和灵性健康。

展望未来

IMCP 对进展期癌症患者的疗效已经得到了证实。除了进一步提升并评估 MCGP 的有效性，我们也同时在其他癌症相关人群中（例如乳腺癌患者、居丧期的父母、非专业的护理人员）以及专业肿瘤护理人员中试验 MCP 的作用（Fillion et al., 2009）。为了向少数族裔患者（例如拉丁裔、华裔）提供干预，我们正在对 MCP 进行不同文化和语言的调适，以便为少数族裔患者提供干预。

同时，我们在西班牙、以色列、意大利、荷兰等国家和中国台湾等地区的同行们也正在各自的地域进行 MCGP 和 IMCP 的文化调适。

小结

IMCP 是 MCP 的个体形式，由纪念斯隆-凯特琳癌症中心精神与行为科学系的布赖特巴特（Breitbart）及其同事开发。对于进展期癌症患者，这是一种全新而独特的干预方法，能有效地强化其意义感并减轻绝望感。IMCP 作为一种干预措施具有很好的应用前景，既可用于缓和医疗，也可在接受积极抗癌治疗的进展期癌症患者中发挥作用。

参考文献

Andrykowski, M. A., Brady, M. J., & Hunt, J. W. (1993). Positive psychosocial adjustment in potential bone marrow transplant recipients: Cancer as a psychosocial transition. *Psycho-Oncology*, *2*, 261–276.

Brady, M. J., Peterman, A. H., Fitchett, G., Mo, M., & Cella, D. (1999). A case of including spirituality in quality of life measurement in oncology. *Psycho-Oncology*, *8*, 417–428.

Breitbart, W., Rosenfeld, B., Pessin, H., Kaim, M., Funesti-Esch, J., Galietta, M., ... Brescia, R. (2000). Depression, hopelessness, and desire for hastened death in terminally ill patients with cancer. *Journal of the American Medical*

Association, 284, 2907–2811.

Breitbart, W., Rosenfeld, B., Gibson, C., Kramer, M., Li, Y., Tomarken, A.,...Schuster, M. (2010). Impact of treatment for depression on desire for hastened death in patients with advanced cancer. *Psychosomatics, 51,* 98–105.

Breitbart, W., Rosenfeld, B., Gibson, C., Pessin, H., Poppito, S., Nelson, C.,...Olden, M. (2010). Meaning-centered group psychotherapy for patients with advanced cancer: A randomized controlled trial. *Psychoongology, 19,* 21–28.

Breitbart, W., Poppito, S., Rosenfeld, B., Vickers, A. J., Li, Y., Abbey, J.,...Cassileth, B. R. (2012). Pilot randomized controlled trial of individual meaning-centered psychotherapy for patients with advanced cancer. *Journal of Clinical Oncology, 30,* 1304–1309.

Breitbart, W., Rosenfeld, B, et al. (in preparation) Enhancing meaning and hope in advanced cancer patients: Meaning-centered group psychotherapy.

Camus, A. (1955). *The myth of Sisyphus and other essays.* New York, NY: Knopf.

Chochinov, H. M., Wilson, K. G., Enns, M., Mowchun, N., Lander, S., Levitt, M., & Clinch, J. J. (1995). Desire for death in the terminally ill. *American Journal of Psychiatry, 152,* 1185–1191.

Chocinov, H. M., Kristjanson, L. J., Breitbart, W., McClement, S., Hack, T. F., Hassard, T., & Harlos, M. (2011). Effect of dignity therapy on distress and end-of-life experience in terminally ill patients: A randomized controlled trial. *Lancet Oncology, 12*(8), 753–762.

Fillion, L., Duval, S., Dumont, S., Gagnon, P., Tremblay, I., Bairati, I., & Breitbart, W. (2009). Impact of a meaning-centered intervention on job satisfaction and on quality of life among palliative care nurses. *Psycho-Oncology, 12,* 1300–1301.

Folkman, S. (1997) Positive psychological states and coping with severe stress. *Social Science and Medicine, 45,* 1207–1221.

Frankl, V. F. (1955/1986). *The doctor and the soul.* New York, NY: Random House.

Frankl, V. F. (1959/1992). *Man's search for meaning* (4th ed.). Boston, MA: Beacon Press.

Frankl, V. F. (1969/1988). *The will to meaning: Foundations and applications of logotherapy* (expandeded.). New York, NY: Penguin Books.

Frankl, V. F. (1975/1997). *Man's search for ultimate meaning.* New York, NY: Plenum Press.

Heidegger, M. (1996). *Being and time* (J. Stambaugh, Trans.). Albany: State University of New York Press.

Kierkegaard, S. (1983). *Fear and trembling/repetition* (H. Hong & E. Hong, Eds.). Princeton, NJ: Princeton University Press.

Kissane, D., Bloch, S., Miach, P., Smith, G. C., Seddon, A., & Keks, N. (1997). Cognitive existential group therapy for patients with primary breast cancer—techniques and themes. *Psycho-Oncology, 6,* 25–33.

Kissane, D. W., Bloch, S., Smith, G. C., Miach, P., Clarke, D. M., Ikin, J.,...McKenzie, D. (2003). Cognitive existential group psychotherapy for women with primary breast cancer: A randomised controlled trial. *Psycho-Oncology, 12,* 532–546.

Lee, V., Cohen, S. R., Edgar, L., Laizner, A. M., & Gagnon, A. J. (2006). Meaning-making and psychological adjustment to cancer: Development of an intervention and pilot results. *Oncology Nursing Forum, 33,* 291–302.

McClain, C., Rosenfeld, B., & Breitbart, W. (2003). The influence of spirituality on end-of-life despair among terminally ill cancer patients. *Lancet, 361,* 1603–1607.

Meier, D. E., Emmons, C. A., Wallerstein, S., Quill, T., Morrison, R. S., & Cassel, C. K. (1998). A national survey of physician-assisted suicide and euthanasia in the United States. *New England Journal of Medicine, 338,* 1193–1201.

Moadel, A., Morgan, C., Fatone, A., Grennan, J., Carter, J., Laruffa, G.,...Dutcher, J. (1999). Seeking meaning and hope: Self-reported spiritual and existential needs among an ethnically diverse cancer patient population. *Psycho-Oncology, 8,* 1428–1431.

Morita, T., Tsunoda, J., Inoue, S., & Chihara, S. (2000). An exploratory factor analysis of existential suffering in Japanese terminally ill cancer patients. *Psycho-Oncology, 9,* 164–168.

Nietzsche, F. (1986). *Human, all too human: A book for free spirits.* Cambridge, UK: Cambridge University Press.

Nelson, C., Rosenfeld, B., Breitbart, W., & Galietta, M. (2002). Spirituality, depression and religion in the terminally ill. *Psychosomatics, 43*, 213–220.

Park, C., & Folkman, S. (1997). Meaning in the context of stress and coping. *Review of General Psychology, 1*, 115–144.

Sartre, J. P. (1984). *Being and nothingness.* New York, NY: Citadel Press.

Seneca, L. A. (1932). *On the shortness of life* (J. W. Basore, Trans.). London, UK: Loeb Classical Library.

Singer, P. A., Martinm, D. K., & Kelner, M. (1999). Quality end-of-life care: Patients' perspective. *Journal of the American Medical Association, 281*, 163–168.

Spiegel, D., & Yalom, I. (1978). A support group for dying patients. *International Journal of Group Psychotherapy, 28*, 233–245.

Spiegel, D., Bloom, J., & Yalom, I. D. (1981). Group support for patients with metastatic breast cancer. *Archives of General Psychiatry, 38*, 527–533.

Taylor, S. E. (1983). Adjustment to threatening events: A theory of cognitive adaptation. *American Psychologist, 38*, 1161–1173.

Taylor, E. J. (1993). Factors associated with meaning in life among people with recurrent cancer. *Oncology Nursing Forum, 20*, 1399–1405.

Watson, M., Haviland, J. J., Greer, S., Davidson, J., & Bliss, J. M. (1999). Influence of psychological response on survival in breast cancer population-based cohort study. *Lancet, 354*, 1331–1336.

Yalom, I., & Greaves, C. (1977). Group therapy with the terminally ill. *American Journal of Psychiatry, 134*, 396–400.

Yalom, I. D. (1980). *Existential psychotherapy.* New York, NY: Basic Books.

Yanez, B., Edmondson, D., Stanton, A. L., Park, C. L., Kwan, L., Ganz, P. A., & Blank, T. O. (2009). Facets of spirituality as predictors of adjustment to cancer: Relative contributions of having faith and finding meaning. *Journal of Consulting and Clinical Psychology, 77*, 730–741.

原著致谢

我们要感谢来自家人的爱和支持，并永远铭记那些对我们来讲十分珍贵的、在编写本手册期间去世了的患者及其家庭。

我们要感谢纪念斯隆-凯特琳癌症中心（Memorial Sloan-Kettering）的同事们，他们在意义中心心理治疗（meaning-centered psychotherapy，MCP）模式的开发和实施中发挥了核心作用。特别感谢 Mindy Greenstein、Hayley Pessin、Barry Rosenfeld、Wendy Lichtenthal、Allison Applebaum，以及我们的许多研究合作者、研究助理、干预者、博士和博士后研究员及研究管理者和协调员。

我们要感谢美国国家卫生研究院（National Institutes of Health）、国家癌症研究所（National Cancer Institute）、国家补充和替代医学中心（National Center for Complementary and Alternative Medicine）、Fetzer 研究所（Fetzer Institute）和 Kohlberg 基金会（Kohlberg Foundation），他们为 MCP 临床试验研究提供了资金。

最后，我们要感谢数百名参与 MCP 临床试验的患者，以及他们忠诚的家人和照顾者。虽然大多数参与 MCP 临床试验的患者永远离开了我们，但他们的遗赠永存，并深刻影响着我们生活的状态和意义。

目　录

引 言　意义中心个体心理治疗概述

个体治疗师的一般性指南

意义中心心理治疗（meaning-centered psychotherapy，MCP）是为晚期癌症患者设计的，纪念斯隆－凯特琳癌症中心的布赖特巴特（Breitbart）及其同事通过随机对照试验验证了该治疗方法的有效性（e.g.，Breitbart et al.，2010，2012）。使用本手册的治疗师可参考牛津大学出版社即将出版的教科书《癌症患者意义中心心理治疗》（*Meaning-Centered Psychotherapy for Cancer*）。创造意义是人类这个物种独有的特征，许多存在主义哲学家和心理治疗师，包括亚隆（Yalom）、帕克（Park）和福尔克曼（Folkman）、克尔凯郭尔（Kierkegard）、尼采（Nietzsche）和海德格尔（Heidegger）等，都探讨过意义的形成。意义为中心的个体心理干预在很大程度上受到了存在主义精神病学家维克多·弗兰克尔（Viktor E. Frankl）的影响。因此，如果治疗师和他们的患者对弗兰克尔的工作有一定的了解，将有利于治疗的进行。对弗兰克尔的了解可以从《活出生命的意义》（*Man's Search for Meaning*）开始，书的前半部分对其哲学观点的关键部分做了特别生动的描述。弗兰克尔描述"意义"重要性的其他著作还包括《追求意义的意志》（*The Will to Meaning*）和《医生与灵魂》（*The Doctor and the Soul*）。

1

个体治疗模式——治疗师培训、技能和经验

在意义中心个体心理治疗（individual meaning centered individual psychotherapy，IMCP）的发展阶段（developmental phases），治疗师通常是心理学、精神病学、社会工作或心理健康咨询方面的硕士，或受过更高水平的培训。对治疗师来说，有一般个体心理治疗的经验和基本技能对于学习和实施 IMCP 也很有帮助。

但是，需要强调的是，IMCP 本质上是一种心理教育干预，包括讲授元素和体验元素两部分，以便帮助患者了解意义的重要性以及他们生命中的意义来源，从而让这些"来源"成为"资源"，让患者在面对晚期癌症时依然能够维持生命的意义、目的和希望。我们相信，这本手册中所呈现的 IMCP 高度结构化的形式，能够帮助有经验的肿瘤科或缓和医疗护理人员、牧师以及其他临床工作者应用 IMCP 和这种干预方法中的很多元素，将它们作为面对晚期癌症患者的一种咨询手段。对于任何应用 IMCP 的肿瘤科或缓和医疗领域的临床工作者来说，或许最基本的必备技巧是与患者平等地沟通"我们都是人类，在生存这一问题上风雨同舟，有着共同的生存法则和担忧，所以，让我们通过语言和意义的建构来一起研究这些存在主义问题"。本手册，以及即将由牛津大学出版社出版的教材，应该足以让大多数临床医生开始实践 IMCP。我们在此基础上还开设了更高级别的 MCP 培训工作坊，通常在国际心理社会肿瘤学年度世界大会（Annual World Congresses of the International Psycho-oncology Society，www.IPOS-Society.org），或美国心理社会肿瘤学会年会（Annual Scientific Meetings of the American Psychosocial Oncology Society，www.APOS-Society.org），或纪念斯隆-凯特琳癌症中心精神病学和行为科学系（Memorial Sloan-Kettering Cancer Center Department of Psychiatry and Behavioral Sciences，http://www.mskcc.org/research/psychiatry-behavioral-sciences）举办。

如何选择患者

IMCP 是一种从存在主义角度出发的干预手段，目的在于帮助生存期有限（大约 6 个月至 1 年）的进展期癌症患者，维持或增强他们的意义感并改善灵性方面的健康状况。此干预的目的不是治疗某个特定的 DSM 精神障碍（如重度抑郁），而是针对元诊断结构（metadiagnostic construct），例如"绝望"（despair）、"丧失灵性健康"（loss of spiritual well-being）和"失志"（demoralization），解决相应的问题，这些通常会表现为生活质量差、无望（hopelessness）、寻求速死（desire for hasten death）、抑郁和焦虑症状，以及意义丧失和灵性健康状况差。IMCP 的随机对照试验一般会纳入Ⅲ期或Ⅳ期的实体肿瘤患者，这些患者预后较差，但预计至少能参加为期 7 周、每周 1 次的治疗，并且在结束治疗后可以完成两个月的结局评估随访。选择标准的制定是出于实际与研究的双重需要。我们纳入实体肿瘤患者是因为所有实体癌症的分期系统相似，治疗过程也具有可比性。我们也纳入淋巴瘤患者，但由于治疗方式不同且缺乏可比较的分期系统，我们排除了白血病患者。所有这些选择都是为了提高随机对照临床干预试验所需的科学严谨性。

在 IMCP 的临床使用上，可以根据患者的癌症诊断更灵活地进行患者的选择。一开始，我们不把痛苦水平或丧失意义感的程度作为选择患者的标准，这也是出于实际的考虑，以免招募不到足够的患者。在后来进行的 IMCP 试验中，为了确保患者的状态有改善的空间，我们会选择痛苦程度评定（0～10 分）在 4 分或 4 分以上的患者。对于具有广泛痛苦或意义严重丧失的患者，IMCP 可以增强或维持意义和希望。我们发现对意义和灵性感受性良好的患者，会更容易从 IMCP 中获益。我们同样发现，绝望的患者（例如意义严重丧失或痛苦）获益会更明显。

另一个重点是排除标准，我们排除了那些患有严重的未经治疗的抑郁症、其他精神疾病或认知障碍的患者，这些问题会导致患者无法参与个体治疗。我们发现受教育程度有限或因脑转移导致轻度认知缺陷（如具象思维）的患者也能够理解IMCP的概念，并愿意参与到治疗中来。有些患者明显比其他人的病情更重，但这通常也是可以控制的。在临床环境中，IMCP可以在门诊治疗室，甚至在院内患者床边进行。IMCP灵活的干预时间和干预地点使它成为一种极其有用且可操作的干预方式。

对预后认识不准确或者对癌症分期缺乏预后接受度并不能作为判断患者无法参与和受益于IMCP的原因。值得注意的是，尽管纳入的都是Ⅲ期或Ⅳ期的实体肿瘤患者，但实际上参加者对预后的认识存在很大差异。对于Ⅳ期的肺癌患者来说，使用"否认"的方式去面对疾病，或是声称"我希望战胜这种癌症"并不少见。尽管有这样的声明，他们依然会参与所有的练习，包括关于"什么是优逝"的练习。一位患者一直宣称"我期待能战胜癌症"，但他已经为自己的葬礼做了完整的计划，包括邀请的宾客名单、音乐和他喜欢的花的类型。可见，参与者可能存在各种不同阶段的预后认识，并且这些认识不会成为参加IMCP的限制。

干预的目的和目标

1. 面对进展期癌症和有限的生存期，为参与者创造体验意义和创造意义的可能性。

2. 帮助参与者在患癌期间发现、重建、维持甚至增强生命的意义。

3. 促进对意义来源有更好的理解，帮助参与者寻找确诊癌症之后依然可以获得的意义资源。

4. 通过一对一的治疗来形成一种治疗关系，在这个治疗关系中，癌症患者可以探索与疾病相关的个人问题和感受。

治疗概述

本干预的最终目标是通过增强意义感和目的感、优化应对方式，使来访者能最大限度地利用生命中剩下的时间，无论时间有多长或多有限。重要的是记住，来访者的责任是利用治疗去发现他们生活中的意义来源；他们不是被动的接受者，而是整个治疗过程中积极的参与者。干预是为了扩大可能的意义来源的范围，并促进对意义来源的利用。可以结合以下几个方面形成应对资源：

1. 讲解意义在人类存在中的重要性，以及对意义进行建构的需求是一种决定性的人类特征。

2. 运用练习和家庭作业的方式，加强患者在生活中对意义重要性的学习和整合。

3. 进行开放式讨论，治疗师做出解释性的评论，目的在于鼓励患者表达情绪，帮助他们更好地适应以意义为中心的应对方式。

怎样使用这本手册

为了尽量减少手册中重复的内容，在每个单元开始的部分，都会对相关原则进行解释和讨论。在治疗单元开始之前，治疗师应该完全熟悉本手册。每个单元的教学部分是以书面形式写成的，这样做是为了让治疗师对每个单元的中心主题形成概念。虽然解决要点相关的问题很重要，但实际上我们不要求、也不期望治疗师逐字阅读所有内容。应合理分配时间，既留出时间让患者完成每项练习，也要留出时间让治疗师对患者的讲述给予全面的回应。手册中将会说明何时需要用到特定的讲义。所有发给患者的讲义都包含在本手册里。

虽然与其他治疗相比，这种干预更加简短、焦点更明确、指导性更强，但是仍会有一定的诠释空间，特别是在阐明意义来源、目标和主题的时候。我们希望来访者在治疗结束时能学会一些方法，在以后的生活里也保持治疗中的状态。来访者的责任感至关重要，它会增加来访者对寻找自己生命意义的负责程度。这项责任还包括先要找到构成意义的最重要的定义，这一点我们会在第一单元讨论，并为随后的许多工作奠定基础。

手册的每个单元都会包括以下内容：①标题页；②单元概述，简要说明这个单元的要素和需要完成的任务；③讨论单元的目标和内容；④讲解单元中的教学部分；⑤讨论每个单元完成的体验练习或家庭作业反馈；⑥"治疗师依从性检查单"及"治疗过程"记录。"治疗师依从性检查单"是我们在比较 IMCP 和支持性心理治疗的随机对照试验中使用的测量工具。因此，该检查单可以在使用本手册的类似研究中使用，例如用于复制研究或其他干预的对照研究。"治疗师依从性检查单"中点明了 IMCP 每个单元的关键要素，因此临床医生也可以将这些内容作为每个单元内容的简要指南。

探寻主题的重要性

识别和整合那些在单元讨论和（或）个人故事中出现的特定单元主题也是很有用的。对出现的主题进行阐述，可以帮助患者即使是在治疗的范围内，也能感受到比他们自己更大的事物的一部分，这使他自身的遭遇看上去并不是某个单独的癌症事件，而是一种人类共有的经历。这种感觉在之后的单元里可能会更加明显，届时"感觉自己是比自身更大的事物的一部分"的主题会被更充分地阐述和讨论。下面我们举例说明如何用主题来探索目标。有一位患者在思考如何利用剩下的时间，他想要完成的所有事情都与他的孩子有关，但这些都超出了他现在身体状况所能承受的范围。当提到"孩子"这一主题时，患者说他希望在死前修复与自己孩子的关系，于是我们就可以把这一点作为目标。在每个单元结束之前，治疗师应该对已经出现过的主题进行回顾。

对待痛苦的态度，以及选择自己的态度或认知重建

　　意义中心治疗的目标之一是帮助肿瘤患者重构癌症经历，将面对疾病与死亡时遭遇的障碍转化为拥有真实生活的可能性，尽管仍面临死亡的威胁。虽然疾病或治疗造成了种种限制，但他们仍有机会获得有意义的经历。在《追求意义的意志》中，弗兰克尔将他的意义疗法（logotherapy）描述为：是一种关于"患者面对自己无法改变的命运时态度"的治疗（p. 6），并寻找从更积极的角度去经历痛苦的方法。他认为忍受痛苦是在接受个人挑战，而这是实现个人价值的一种潜在方式。弗兰克尔大部分的临床工作都涉及人们对待痛苦的态度。而他的治疗让人们不再专注于自己的痛苦，而是被引导去关注外部的个人关系，专注于要实现的目标、要完成的任务以及对自己和他人的责任。当癌症夺走了人们对自己生活的掌控感，并开始侵犯人的"自由"时，我们仅剩的自由权利就是选择面对痛苦时的态度。对于很多患者来说，IMCP 的终极目的就是让他们发现自己还有选择的权利，他们可以在癌症的种种限制之下，自由选择自己的态度和应对方式。

　　弗兰克尔举了一个例子：一位老人的妻子刚去世不久，他十分伤心、痛苦。经过治疗，这件事最终被重新定义为：他承接了他妻子的痛苦，这给他的痛苦赋予了一个更大的意义。另一个例子出自《相约星期二》这本书，主人公莫里·施瓦茨（Morris Schwartz）教授饱受渐冻症的折磨，他却能利用这种使人不断衰弱的疾病去教育他的学生，教给学生重要的人生经验，并且莫里也能从中获得安慰。他在死亡逼近的过程中保持了"尊严、勇气、幽默与沉着"，这令他自己感到骄傲（Albom，1997，p. 21）。

　　但是，有些痛苦是不可避免的，我们每个人都需要面对生活中或

大或小的种种限制和损失。在面对这些苦难和无法改变的命运时，人们的态度背后隐藏了很多东西。例如，弗兰克尔描述了集中营里的一个同胞，他希望自己现在承受的苦难能保佑他的家人。还有一些其他例子，包括在如何应对苦难方面成为别人的榜样，或者把苦难作为自己改变人生的契机。换句话说就是，如果人们无法消除痛苦的根源，就会重新审视他们的痛苦，并探索在他们生命的这一点上它可能起到的作用。这突出了弗兰克尔的中心前提，即我们有能力通过选择在苦难中寻找意义的方式，将悲剧转化为胜利。

痛苦并不是找到意义的必要条件，但它是找到意义的一种可能的途径。这样看来，意义感不是自然生成的，而是需要努力追求。在努力追求得到成功后，人们可以获得一种满足感或超越感（一种成为比自己更伟大的事物的一部分的感觉）。我们在生活中追求的直接目标不一定是幸福，因为幸福可能虚无缥缈；我们追求的是更加具体的满足感，通过这种满足感最终获得幸福的感受。

治疗师工作要旨

重要的不是技巧本身，而是运用技巧的精神。
——维克多·弗兰克尔《追求意义的意志》（1969，p. 29）

在认知重构（例如，我们可以自由选择面对苦难的态度和反应）的过程中，最难把握的是治疗师对患者进行指导的程度，因为治疗师很可能会被认为是专制傲慢的独裁者。治疗师不应该告诉患者"经历痛苦是体验意义所必需的"，而应该表述为"不管你如何'应对'（或者更精确地说，是如何'回应'）生活带来的无法改变的痛苦，你都能体验到意义"。

重要的是强调患者身上与其意义感一致的自身经历的各个方面，而不要把某个人的理论强加在他们身上。有这样一个临床案例：一位纪念斯隆－凯特琳癌症中心的晚期癌症患者担心自己会成为家人的负担。治疗师询问过去她照顾生病家人的感受时，她说："对我来讲，和所爱的人在一起是很有意义的。我很荣幸，在家人生命最后的日子里，我能有机会去安慰他们。"当被问及她是否认为家人在照顾她时也会有同样的感受，她回答说："我竟然从未从这个角度思考过这一问题。"

必须注意的是，治疗师不要给参与者强加积极的态度，而是要从来访者自身的角度去探索意义感。在上面的例子里，家人"照顾患者的负担"就被重新定义成了患者给家人的"礼物"，即患者给予家人照顾与安慰他的机会，而且很明显的，这种重构是在探索来访者自身经历的背景下发生的。

家庭作业和体验练习

手册的每个单元里都包含体验练习，旨在增强学习体验，帮助患者从个人的角度更深刻地理解 MCP 的概念。每个单元结束后会给患者布置家庭作业，内容通常与下一个单元的体验练习相关。我们会要求患者复习这些作业，并提前将体验练习的答案写下来，以便在下一单元中分享。我们希望患者在治疗之外自己梳理家庭作业的内容，审视自己的反应并写下来。在每个单元的治疗中，如果患者没有完成上一单元的家庭作业，我们会留出时间，先让患者把他们对体验练习中问题的回答写在纸上，再和治疗师分享。由于每一单元的时间有限，因此还是要鼓励患者在下一单元开始前完成家庭作业，这样能给治疗和讨论留出更充足的时间。

生命对每一个个体来说都具有意义，实际上它甚至将这个意义一直保持到他生命的最后一息。而且，治疗师可以向他的患者展现生命总是有意义的。当然，他不能向他的患者展现意义是什么，但他完全可以向患者展现存在一种意义，而且是生命保持着这一意义，即生命在任何条件下都是有意义的……甚至生命中悲剧的、消极的方面，诸如不可避免的苦难，都可以通过对困境所采取的态度而将其转变为成就……把绝望转变成胜利。

——维克多·弗兰克尔《追求意义的意志》

（*The Will to Meaning*，1969，ix）

第一单元概览

1. 介绍——欢迎辞和概述

- 一般介绍和概述
  - 治疗师 / 患者自我介绍
  - 干预概述（如治疗目标、治疗安排等）
- 第一单元介绍
  - 目标 1：了解患者的癌症故事
  - 目标 2：介绍意义的概念和来源

2. 患者的癌症故事

3. 患者对意义的定义

4. 学界对意义的定义

5. 体验练习

6. 单元小结

- 本单元的简要小结
- 下一单元的简要概述："癌症与意义"
- 家庭作业：阅读弗兰克尔的《活出生命的意义》第一章
- 家庭作业：准备第二单元体验练习的答案
- 提醒下次治疗的日期和时间

单元准备

治疗师应认真阅读手册关于第一单元的全部内容，为第一单元的治疗做好充分的准备。在准备阶段，治疗师应当仔细思考单元主题和目标。治疗师应当准备好第一单元的讲义，以及练习和家庭作业的相关材料。

单元目标

第一单元有 5 个主要目标：①治疗师和患者相互介绍；②向患者介绍干预的概况（如治疗目标、每周的结构化主题、治疗安排等）；③熟悉患者的癌症故事；④向患者介绍本单元的大致内容（比如维克多·弗兰克尔有关意义的著作和基本思想）；⑤讨论意义的定义，以及进行"有意义的时刻"的体验练习（体验练习 1.1）。

干预的介绍

示例 1.1 是一个示范脚本，治疗师可根据示例 1.1 来欢迎参与者，使他们熟悉意义中心个体心理治疗的基本情况。治疗师应当预先熟悉这一示范脚本，并能够用自己的语言表述。

示例 1.1

欢迎您参加意义中心个体心理治疗（IMCP）的第一单元。这一个体化的治疗方法基于维克多·弗兰克尔著作中的意义中心疗法模型并做了改造。维克多是《活出生命的意义》等一系列探寻生命意义的著作的作者。治疗过程共 7 周，每周一个单元。在这 7 周时间里，我们将会讨论意义的概念，以及普通人和癌症患者如何找寻意义感和目的感。"意义"和"目的"这类词语的意思可能会让你感到含糊不清，因此我们会进行一些特定的、具体的练习，同时我们也会有大量的时间讨论单元中提及的概念，以及这些概念与人们现实生活之间的关系。

治疗师和患者自我介绍

治疗师首先简要介绍自己（如姓名、资历、职位等），然后鼓励患者也简要介绍自己，主要包括姓名、家乡、婚姻状况、孩子个数等情况。具体可参考示例 1.2。介绍环节应该不超过 5 分钟。

示例 1.2

今天我们先要彼此了解一下，然后我会介绍治疗的大致情况，并简单介绍意义的概念和意义来源。总的来说，每一个治疗单元我们都会从了解你的生活和治疗的近况开始，接着确定和描述将要探索的单元主题。在剩下的时间里，我们会集中在一些以意义为中心的主题的相关练习上，还会有一些开放式的讨论。一些治疗单元结束后，我可能会布置一些家庭作业或者思考问题。有一种方式可以促进我们对意义的理解，那就是阅读弗兰克尔的著作《活出生命的意义》。我可以帮你准备一份关于生命意义的阅读材料，作为第一次治疗的家庭作业。阅读的速度以您感到舒适为度。

治疗目标

治疗的目标在于帮助癌症患者找到生命中有意义的事物，并为其提供保持生活的意义感、目的感和价值感的方法。这一系列的治疗单元比传统的心理治疗更具结构性。意义中心心理治疗更像是治疗师和患者之间的相互学习，治疗师和患者的关系更像是"学习伙伴"，患者将向治疗师学习，治疗师也在向患者学习。治疗将包括每周的体验练习和一些家庭作业（阅读和写作）；它们的目的在于帮助患者了解更多方法来发掘他们生命中有意义的事物，以及用治疗中学到的知识来应对个人生活和医疗上遇到的问题。

治疗流程

和患者简单讨论治疗流程。告知患者将会有7次（每次1小时）的会面（我们在临床试验中尝试了共7次会面、总疗程为12周的治疗，既考虑到了患者自己的安排，也考虑到了治疗中细节的展开和时效性）。每一次会面关注一个特定的主题（见讲义1.1）。有些治疗师可能想在治疗过程中录音，或者为了开展复制研究而需要录音，但只有出于以下两个目的才有录音的必要：①为了确保治疗结构遵循操作手册中规定的主题；②为了主动了解患者从自身患癌经历中找寻意义的方式。录音前应当告知患者并取得患者的同意。

单元主题概述

IMCP 结构式单元主题讲义（讲义 1.1）提供了对意义中心干预框架及主题的概述和理解。

第一单元将会聚焦最基础的"意义的概念和来源"，我们将从日常生活和有关癌症这两方面来探讨。第二单元的核心是"癌症与意义"，聚焦于患者癌症确诊前后的身份认同感。第三单元将会基于主题"生命是一种活着的遗赠"——一种你被赠予的（过去）、在生活中创造的（现在）以及可以赠予他人的（未来）遗赠，探索"意义的历史来源"。第四单元会通过"遭遇生命的局限"来探讨"意义的态度来源"，并且探索这些局限在人们面对癌症找寻意义的过程中会造成哪些影响。第五单元将探索"意义的创造性来源"，包括患者既往在生活中通过各种方式进行的主动创造，以及在工作、家庭、社区等承担的责任。第六单元将会聚焦于"意义的体验来源"，并据此将爱、美丽、幽默以及生命的轻盈"与生活相连"。

对维克多·弗兰克尔以意义为中心的工作进行介绍

前面提到过，以意义为中心的干预方法部分基于维克多·弗兰克尔的著作，包括《活出生命的意义》（见讲义 1.2 及弗兰克尔的其他著作）。

弗兰克尔的著作中关于意义的基本概念

有 3 个来源于弗兰克尔著作的中心主题是 IMCP 的基本概念。

1. 追求意义的意志（The Will to Meaning）：追求存在的意义是一

项塑造了人类行为的基本原始驱动力。创造意义是人类的本质特征。

2.生命确有意义（Life Has Meaning）：弗兰克尔相信生命从始至终都拥有意义，而且拥有意义的可能性永不消失，但有意义的事物可能随着处境的变化而发生改变。也许我们需要再拓展一下，在IMCP中将这一概念引申如下：即使是在生命的最后几个月、最后几天，甚至最后几个小时，我们也能够创造或体验生命的意义。如果我们感觉到生命"无意义"，这并不是因为我们的生命本身真的失去了意义（或失去了创造或体验意义的可能性），而是因为我们与意义"失联"了，或者是太过消沉，以至于看不到创造或体验意义的可能性。因此，当务之急就是"找寻"意义。而找寻意义的过程本身可能和找到意义这个结果同样重要。许多存在主义哲学家认为，人类的存在本身并没有被外部赋予任何意义，生命的意义只能由人来创造。其他人，比如弗兰克尔，提出了这样的可能性，即相信造物主预先给定了我们意义，而人类的责任就在于为生命"寻找"这一终极意义。

3.意志自由（Freedom of Will）：我们有寻找意义的"自由"，以及选择用何种态度对待痛苦的"自由"。当我们面对种种无法控制的苦难时，弗兰克尔认为，哪怕其他的很多自由已经被剥夺了，我们还有基本的、最后的自由来考虑和选择用何种态度面对苦难。弗兰克尔在身处一个集中营时意识到了这一点。诚然，癌症和集中营没有可比性，但实际上，癌症及其治疗的确给生命带来了巨大的限制、痛苦和失控感。尽管癌症给生命施加了种种限制，但是癌症患者还是拥有自由的意志来选择应对癌症的方式，以及选择面对不确定性和经历癌症的态度。

√**治疗师笔记**：开展IMCP的治疗师必须相信无论境况如何，任何一个人都有可能体验到意义的存在。作为治疗师，我们的任务在于强化这一信念，即坚信我们永远有机会去感受生命中意义的存在，直至生命最后一刻。当患者不知道如何找到生命的意义时，治疗师必须相信重新发现和连接意义的可能性。意义，或者说体验意义的可能性，贯穿一生，由始至终，一直存在。

关于生命的事实

每个人一生中都要面对 3 个关于生命的事实，弗兰克尔称之为"三重悲剧"——内疚、痛苦和死亡。此处"内疚"指的是对生命存在的内疚——很少有人感觉到自己真正活出了独一无二的生命以及实现了自己的最大潜能，所以总会有未完成的生活目标、遗憾和不足，这导致了对生命存在的"内疚"。临终的一个核心任务就是通过完成生命清单、请求谅解、原谅他人的不完美、尝试去创造贯穿一生的生命意义、接纳自己以及自己所活过的这一生，从而缓解内疚。"三重悲剧"中的痛苦就是我们遭遇的对我们自由的各种限制和侵犯，而死亡就是终极的限制。一方面，所有这些问题都会带来痛苦，并使生命显得毫无意义；另一方面，它们同时也可以成为意义的来源。意义感和目的感可以帮助减轻这些想法带来的痛苦。弗兰克尔引用哲学家尼采的话，"一个人知道自己为什么而活，就可以忍受任何一种生活"。每个人迟早都必须面对这些存在主义的问题，但是罹患癌症让患者更快、也更强烈地关注到这些问题。

意义的来源：我们所说的意义是什么？

向患者介绍我们在以意义为中心的治疗过程中将要探索的意义来源。在弗兰克尔提出的基本概念中，作为 IMCP 治疗框架的概念是，人类存在的意义有几个基本的、普遍的、可获得的来源。就其最初级的形式而言，生命的意义衍生自"投身于某个人或某件事"——通过爱这个世界上的某个人或关心某件事来体现自己存在的意义。在 IMCP 中，我们把"意义的来源"拓展为 4 个基本的来源（见讲义 1.3）。

1. 意义的历史来源：意义有其发生背景，而意义的历史来源涉及遗赠（即"生命是一种遗赠"）。

2.意义的态度来源：意义的态度来源指的是在遭遇生命的局限时（如人生的逆境、躯体的疼痛或情感的折磨）一个人所采取的态度。雅斯贝斯（Karl Jaspers，1955）把痛苦描述为人类受到任何一种限制时的体验，其中终极限制就是死亡。弗兰克尔推崇这样一种生活态度，即面对痛苦或限制时，变悲剧为成就。

3.意义的创造性来源：意义的创造性来源包括工作和艺术方面的追求或目标。这些来源是通过积极投入生活、"创造"生活以及实现个人完整和独特的潜能过程而产生的。

4.意义的体验来源：意义的体验来源包括通过关系（与自我的关系或者与所爱之人的关系）、自然或艺术之美以及幽默等来连接生活。连接/被连接是人类这个物种的生存要素，是人类体验的要素。意义的体验来源是指我们人类用所有感官去体验世界，从而产生敬畏感和意义感。

上述内容听起来可能有点抽象，但是在现实中，我们所说的有意义的事物对每个人来说都是非常具体的，是每个人在生命中感觉到重要的事物——如信仰、价值观、对未来的希望等。意义不会自发地产生，相反，我们每个人都有责任去寻找那些别人无法取代的任务，去询问生活此刻对我们的要求是什么。我们希望促进一种价值观、态度和体验的发展，它们赋予生活意义感和目的感。在此过程中，我们鼓励患者把意义的来源作为资源来灵活使用。当某种资源不可用时，患者就可以转而从其他的资源中获得意义。我们希望患者掌握一些在治疗结束后仍能继续使用的技巧，以便帮助他们尽可能长时间地过有意义的生活。

> √治疗师笔记：以上对意义来源的 4 种划分在一定程度上是人为进行的分类。实际上，几乎所有有意义的经历都来自"多重的、同时产生的和综合的意义来源"。所以在患者看来，他们的一些经历不仅是"意义的体验来源"，仔细深究的话，就会发现意义的创造性、态度和历史来源在那个有意义的时刻是彼此交织在一起的。这一事实支持了 IMCP 的主要目标，即帮助患者认识到，通过对意义来源进行分类，能够促使他们把这些意义来源作为资源加以运用。此外，当患者在使用某种资源受到阻碍和限制时，能够灵活地转换到另一种资源，这样就可以尽可能地减少限制感。另一个典型的惊喜是，意义既能从胜利中产生，也能从悲剧中产生。

第一单元

现在治疗师可以对第一单元做一个概述，包括两个主要目标：①让患者分享自己的癌症故事；②向患者介绍意义的基本概念。这时很重要的一个过渡是引导患者分享患癌故事。治疗师要求患者从初次诊断为癌症讲起，进而描述自己是如何被患癌经历所影响的，包括身体上、情绪上和社会方面的影响。

患者的癌症故事

治疗师应给患者大约 15 分钟来分享患癌经历，从初次诊断讲起，并由此展开。

患者对意义的定义

治疗师不要急着向患者介绍学界对意义的定义，而应当首先鼓励患者简短地用自己的话表达对"意义"的理解。5～10分钟为宜，最好不超过10分钟。

学界对意义的定义

治疗师接下来要平稳地从患者对意义的定义过渡到学界对意义的定义（见讲义1.4）。让患者大声朗读两个定义，并让患者对其中突显的、与自己相关的特定定义进行认真的思考。

这时，治疗师应该尝试简要地把意义的定义这一主题与患者的患癌经历，以及患者对意义的定义联系起来。要认识到意义的某些特定概念和意义来源可能与患者自己的经历及疾病叙事相关。

体验练习

通过回忆和识别生命中有意义的时刻，体验练习（见体验练习1.1）可以帮助患者具象化意义的概念。此过程以10～15分钟为宜。

时间允许的话，治疗师应该回到讲义"意义的来源"中去，回顾患者的癌症故事反映了其生命中的何种意义来源。治疗师应当觉察到其中意义来源的分类，并能够把患者给出的具体例子重新归纳到相应的来源类别中。

示例如下：

实现历史价值。意义的历史来源是来自过去、现在和未来的有意义的体验。生活给予我们的遗赠根植于历史价值中——我们自己的故事、我们家庭的故事、我们个人的成就以及那些我们希望传递给别人的经验与教训。

实现态度价值。意义的态度来源涉及生活的局限性，以及面对难以避免的、超出控制的苦难。例如，挺过痛苦（如手术）后感到自豪，渡过困难处境（如初次诊断癌症）后获得超越感，或熬过艰难的一天或一段时间（如化疗）时感到自豪。

实现创造性价值。在实现创造性价值时，一个人会积极地投入到生活中去，进行一些创造性的活动（工作、艺术、爱好等）并因此感到自豪。例如，工作、爱好、专业成就、艺术追求、事业、善行等。

实现体验价值。体验价值的实现包括较为被动地享受那些与生活关联的快乐，这个过程可通过爱、美或者艺术实现——比如听交响曲，受到一本好书的启发，或者是欣赏海边的日落。一个人可以通过那些有意义的关系与生活相连，比如通过心爱的宠物、心爱的人、欣赏自然之美或投身艺术事业等。

单元小结

提醒患者完成家庭作业 1.1 和家庭作业／体验练习 1.2——阅读《活出生命的意义》第一部分，从而为第二单元（"癌症与意义"）探讨家庭作业和体验练习做准备。结束前询问患者是否有疑问或意见。治疗师应以感谢患者的到来结束本次治疗，并提醒下次治疗的时间（见讲义 1.5）。

治疗师依从性检查单和治疗流程记录

第一单元　意义的概念和来源

☐ 相互介绍和干预概述

☐ 介绍意义的概念和来源

☐ 患者讲述自己患癌的故事

☐ 讨论患者和学界对意义的定义

☐ 患者完成练习："有意义的时刻"

☐ 简要介绍下周的单元主题："癌症与意义"

☐ 讨论家庭作业：阅读《活出生命的意义》第一部分

相关主题：

对于遗漏的单元内容的解释：

治疗师对干预流程遵守程度的自评（评分从 0 分＝"未遵守"到
10 分＝"完全遵守"）：

评分：

下一单元时间安排：　　　　日期：　　　　时间：

单元时长：

第二单元 ▶ 癌症与意义

癌症确诊前后的身份认同

我们一定不能忘记，即使在看似毫无希望的境地，即使面对无可改变的厄运，人们也能找到生命的意义。那时重要的是，能够见证人类潜能的极致，即能将个人的灾难转化为胜利，将个人的厄运转化为人类的成就。当我们无法改变客观现实时——比如罹患不可治愈的癌症——我们就面临着自我转变的挑战。

——维克多·弗兰克尔《活出生命的意义》
（*Man's Search for Meaning*，1957，p.116）

第二单元概览

1. 报到（5 分钟）

- 询问患者的个人情况
- 询问患者的医疗情况

2. 回顾第一单元

- 对第一单元的反思（5 分钟）
- 第一单元家庭作业的反馈：阅读弗兰克尔的著作（10 分钟）

3. "癌症与意义"（5 分钟）

- 回顾第一单元中关于意义的概念（如探索患癌后发现意义、保持意义和增强意义的方法）

单元准备

　　治疗师应充分回顾手册上本单元的内容。在准备阶段，治疗师应仔细思考单元主题和目标，根据患者的个性化需求和经历来设计单元内相应的内容细节和主题。

单元目标

　　第二单元的主要目标如下：再次介绍上一单元中意义的基本概念和来源，根据"癌症确诊前后的身份认同"这一引导主题来探索单元主题"癌症与意义"。患者在本单元结束后应当对自身真正的身份认同以及癌症对自己身份认同感的影响有大致的了解。

报到

欢迎患者参加意义中心治疗的第二单元。告知患者接下来每一单元开始前，治疗师都会简单询问上一单元结束至今患者的个人情况和治疗情况。报到环节宜控制在 5 ～ 10 分钟以内。

回顾第一单元

简要回顾第一单元的主题以及讲义 1.2、1.3 和 1.4 中关于意义的定义和来源部分。询问患者上次治疗结束至今，对第一单元的主题有何想法。如果有，是什么想法？时间控制在 5 分钟以内。

家庭作业反馈

请患者回想维克多·弗兰克尔的著作《活出生命的意义》，让患者回想和自己经历有关的内容。时间控制在 5 ～ 8 分钟。

介绍第二单元：“癌症与意义”

现在治疗师应该从患者反馈的家庭作业中自然地过渡到本单元的主题“癌症与意义”。使用讲义 2.1 作为辅助材料，开始与患者讨论癌症会怎样影响一个人生命的意义。

苦难的性质可以从多个维度理解，包括躯体疼痛、精神痛苦、情感 / 灵性痛苦等维度。在感到痛苦的时候，人们可能会丧失生活的意义感、价值感和目的感。但从弗兰克尔在集中营的经历中，我们可以看到一个人是可以在苦难中找到生命的意义的。通过探索意义的来源（见讲义 1.3 "意义的来源"），我们鼓励参与者在面对自己的癌症经历时，学会选择正面对待 "痛苦" 的态度，并且学会寻找、维持甚至升华生活的意义感和目的感，从而达到 "变悲剧为胜利，化苦难为成就"。

练习：身份认同与癌症

患者在上一单元中分享了一些给自己生活带来影响的时刻和生命中一些有特别意义的时刻。本单元的体验练习将会探索究竟是什么让患者认为那些特别的时刻对他们有特殊意义（家庭作业 / 体验练习 1.2）。一个人的身份是由他的角色、人际关系、遗赠和价值观组成的，这些都是他生命意义的来源。为了让患者思考自己生命意义的来源，一个重要的开始步骤是要让患者理解自己是谁。通过下列练习，鼓励患者探索真实的自我意识，进一步探索和发现 "自己是谁"，并思考患癌是如何影响这些自我意识的。这一练习把生命意义这个模糊概念与患者自身真实的患癌经历以及癌症给其生命意义带来的影响联系起来。这个练习还会展示通过 IMCP 的一系列治疗，患者能够使用意义来源保持自身的生命意义感。请患者思考并回答后续一些关于身份认同的问题。治疗师应预留一些时间用来探索这个练习。

> √治疗师笔记：在进行上述体验练习的时候，最常见、最值得注意的来访者的反应可能是，患者患癌前后身份认同中的核心概念（即建立个人身份认同感的元素和意义来源）惊人地稳定和相似。此时，治疗师应强调患者的这些自我意识是真实的、不可改变的，尽管经历了癌症，它们仍然存在。身份认同通常指一个人在生活中所扮演角色的功能（如父母、配偶等）。这些角色通常是与具

体行为"锚定"在一起的，典型的行为有赚钱养家、拥有亲密的性关系，以及和青春期的儿子踢足球等。但是癌症和相关治疗可能会让这些行为消失，因此一个人建立在这些行为之上的角色也会随之变化。针对这样的问题，IMCP 中会采用一个实用的小技巧——帮助患者从"做事情"（有具体行动）转向"存在于那里"。例如一位父亲，哪怕疲乏到连足球都扔不动，但是他仍然可以和儿子一起坐在沙发上看球赛，分享自己的经历，谈论自己对儿子的爱、骄傲、希望和梦想。

单元小结

在本单元剩余的 5～10 分钟里，简要回顾单元主题"癌症与意义"及其与患者身份认同感和患癌经历之间的联系。在总结之前，询问患者是否有任何评论或想法想要分享。通过"生命是一种活着的遗赠"简要介绍第三单元的主题"意义的历史来源"。下一单元将会探索"个人遗赠"的不同方面，包括我们曾经被给予的遗赠、我们正创造的遗赠以及将来要给予他人的遗赠。布置家庭作业 / 体验练习 2.1，为下一单元要进行的练习做准备。最后提醒患者下次治疗的日期和时间，向患者表达感谢和对下次治疗的期待。

治疗师依从性检查单和治疗流程记录

第二单元　癌症与意义——癌症确诊前后的身份认同

☐ 报到

☐ 回顾第一单元

☐ 回顾家庭作业（患者已开始阅读《活出生命的意义》）

☐ 检查家庭作业（开始阅读《活出生命的意义》）是否完成

☐ 回顾第一单元中关于意义概念的内容

☐ 患者参与练习："身份认同与我是谁"

☐ 患者参与练习："身份认同与癌症"

☐ 向患者介绍下一单元主题："意义的历史来源"

☐ 讨论家庭作业：思考第三单元的体验练习

相关主题：

对于遗漏的单元内容的解释：

治疗师对干预流程遵守程度的自评（评分从 0 分＝"未遵守"到 10 分＝"完全遵守"）：

评分：

下一单元时间安排：　　　　日期：　　　　时间：

单元时长：

第三单元 意义的历史来源

生命是一种活着的遗赠，是一种我们正创造的并将在未来留给别人的遗赠

在过往的时光中，没有什么彻彻底底地消逝了，相反，过去的一切都已经被完整地存储了起来。人们只看到所剩无几的生命就像被收割后光秃秃的麦茬地。但是，他们忽略了，活过的日子其实是一个满满的谷仓，在这个"谷仓"中，人们交付、存储，在里面保存他们的收获。

——维克多·弗兰克尔《追求意义的意志》
（*The Will to Meaning*，1969，p. 159）

第三单元概览

1. 报到（5 分钟）

- 询问患者的个人 / 医疗情况

2. 回顾第二单元（10 分钟）

- 回顾第二单元
- 第二单元的家庭作业反馈

3. 介绍第三单元的主题："意义的历史来源"（5 分钟）

- 简短探索"历史背景下的意义"（即过去 – 现在 – 未来的生命意义）
- 介绍"生命是一种活着的遗赠"这一主题，请患者对"遗赠"一词简短地给出自己的定义

29

4. 练习——"生命是一种活着的遗赠"[过去 – 现在 – 未来]

- 过去的遗赠：回想家族的传承、家庭教育、传统等（15 ～ 20 分钟）
- 现在和未来的遗赠：思考自己现在有意义的角色、成就、生活经验，以及可留给后人的东西等（15 ～ 20 分钟）

5. 单元小结（5 分钟）

- 回顾单元主题，简要总结本单元
- 介绍第四单元的主题"意义的态度来源"，为下一单元布置家庭作业 / 体验练习（为第四单元的体验练习做准备）

单元准备

治疗师应充分回顾手册中本单元的相关内容。在准备阶段，治疗师应仔细思考单元主题和目标，根据患者的个性化需求和经历来选择单元内相应的内容细节和主题。

单元目标

第三单元的主要目标是介绍和探索"意义的历史来源"这一主题和引导主题"生命是一种活着的遗赠"。治疗师在正式探索历史背景下（例如过去、现在和未来）的"遗赠"概念之前，应当让患者有机会描述自己对"遗赠"的理解。通过讨论以下 3 种按时间先后排序的遗赠，患者应在第三单元结束之前，对核心主题建立扎实的理解。

1. 来自过去的遗赠。

2. 正创造的遗赠。

3. 未来将送出的遗赠。

报到

欢迎患者来到意义中心治疗的第三单元。开始本单元时，可以请患者简要回顾自上一单元以来的个人情况和治疗情况。这一环节不应超过5分钟。

回顾第二单元

回顾讲义1.1中每一单元的主题，并关注单元间主题的变化，直至第三单元的主题"意义的历史来源"。询问患者对上周第二单元的主题"癌症与意义"是否有什么想法。如果有，是什么样的想法？这一过程宜控制在5～10分钟以内。

家庭作业反馈

帮助患者回顾第二单元结束时布置的家庭作业/体验练习2.1。首先思考"生命是一种活着的遗赠"这一总主题，并询问患者对"遗赠"的个人理解，继而将讨论过渡到本单元的主题。注意，由于上一单元的家庭作业和本单元的体验练习一致，因此最好运用患者原始的作业反馈，积极地过渡到本单元的练习上来。

介绍第三单元：意义的历史来源

在这里，治疗师应当将本单元的话题"意义的历史来源"自然地融入到患者对家庭作业/体验练习的探索中去。

> √治疗师笔记：示例 3.1 简单示范了如何切入关于"意义的历史背景"的讨论，供治疗师参考。治疗师应当对本单元的话题有基本的了解，并能用自己的语言表达。

示例 3.1

人类区别于动物的一个特征是我们都生活在历史背景中。也就是说，我们生活的故事中有我们的祖先和他们一代代传承下来的价值观和品德，也包括悲剧和耻辱。从一个角度看，我们是主角，我们周围的人是配角，有布景，有情节，有吸取的教训，也有继承自先辈的使命。从另一个角度看，我们可能会选择成为配角，关注他人对我们的意义和需要。弗兰克尔认为，"一个人知道自己为何而活，就可以忍受任何一种生活"——"为何而活"来源于我们的身份认同、我们秉持但是尚未认识到的价值观、我们的生活目标，以及我们看重的东西。所有这一切都来源于一个故事，这个故事关乎"我是谁"。这个故事的一部分是你的家庭和你的过去给予你的遗赠；故事的另一部分由你用过去的遗赠创造而来，或是用你所拥抱和珍视的价值观及美德创造而来，这些价值观和美德连接着你的过去、现在和未来。思考自己生活的故事会帮助你发现自己觉得有意义的东西、已完成的使命，以及接下来要去完成的使命。讲述你自己的故事能够把你和身边的人联系起来，并且无论他们是否在你身边，都能保持这种联系。这些使命可以是任何领域的事情，比如要写下来的故事、要照顾的孩子、要学习或教授的课程、要处理的关系、要追求的艺术（绘画和雕塑等）等。我们甚至可以在见证自己生活事件的过程中找到意义。以上行为的关键在于，它们对你有意义。以历史的视角观察生活并不是目的，而是手段。一方面，它帮助你看清过去的成就；另一方面，通过探索责任所在，厘清自己的目标。

在这一单元，我希望你能开始讲述自己的故事。你是如何融入你的家族、接受家族的传承、建立你的友谊和融入你的社区等。我们可以从上一单元留下的几个问题入手，帮助你开始讲述自己的故事。下面我们一起开始探索吧。

此时，治疗师应该展开讨论，让患者通过这单元的体验练习来探索家庭作业／体验练习 2.1 的第一部分。这一过程应持续 15 ～ 20 分钟。

√治疗师笔记：为了全面了解与患者"活着的遗赠"相关的历史背景，治疗师应该通过这个练习，让患者在练习中探索和表达过往有意义的经历。"过去的遗赠"常有多种含义，例如生物学／遗传学上的遗赠、家族的遗赠、成长方面的遗赠、文化遗赠、家族的价值观和美德等。这样的遗赠无法改变和撤销，但我们可以选择自己的"应对方式"。无论喜欢与否，这都是我们自身的一部分，但是通过应对这些过往，我们能够超越和改变。对有些人来说，这一探索练习是一次"循着回忆之径的愉快兜风"，而对另一些人来说，这一探索练习是分享糟糕经历的机会，它们大多与未满足的需求、失去或产生重大影响的失望体验有关。治疗师应积极地聆听患者的故事（"好的、悲伤的和丑陋的"），不要评判或者急于提供建议。对一个身心受煎熬的患者来说，自己独特的故事被见证可能会有安抚和转化的作用。

治疗师应该利用这部分讨论，从患者"过去的遗赠或被给予的遗赠"转到"目前正创造的、将来要给予别人的遗赠"上来。这里的目标是在整体的时间背景和连续性中，通过指导患者把过去的记忆与现在的成就以及将来的贡献结合起来，从而把"活着的遗赠"看成一个有凝聚力的连续体。意义的历史来源就是这样一个关于连接的基本概念，它贯穿了意义中心治疗的全程，并连接着意义的多种来源（比如意义的体验来源——通过爱来连接他人）。最终要连接过去、现在和未来，这也清晰地显示出本单元的主题"意义的历史来源"。示例 3.2 是一个关于现在和未来遗赠的示范脚本。

示例 3.2

要想理解我们生命的故事，就一定要了解我们生活的背景，从开始到中场，再到我们生命故事的终点——"结局好就一切都好"。虽然既往的遗赠是改变不了的，但是我们正在创造的遗赠和将要送出的遗赠却仍可能成长和延续。正在创造的遗赠是动态变化的，包含有意义的角色、行为、成就等，它们赋予生命价值。例如一个人作为长辈所创造的遗赠，或者我们在职业生涯或社区生活中所创造的遗赠（例如，参与志愿活动或一些特殊的事件／事业）等。要记住，现在的生活创造了将来的回忆。从这样的角度看，我们就要学会评估"正在创造的遗赠"对"未来送出的遗赠"的影响。那么一个有意义的问题来了：我们希望给他人传递什么样的人生课程？我们会怎样影响那个更大的整体？我们将会以什么方式被记住？肉身消逝以后，我们能留下什么？

在这一部分，治疗师应自然地过渡到家庭作业／体验练习 2.1 的第二部分，让患者探索并表达自己现在以及将来拥有的遗赠。这一练习应持续 15 ～ 20 分钟。

单元小结

在本单元结尾的 5 ～ 10 分钟，简短回顾单元主题"生命是一种活着的遗赠"，并思考它与"我们被给予的遗赠"和"我们正创造的和将给予他人的遗赠"之间的联系。结束前询问患者是否有任何其他看法或意见。简要介绍第四单元的主题"意义的态度来源"以及引导主题"遭遇生命的局限"。下一单元将会探索弗兰克尔提出的核心概念——在生命的局限性面前"选择我们的态度"。为下一单元做准备，布置家庭作业 3.1 和家庭作业 / 体验练习 3.2，后者将挑战患者以讲故事的方式分享自己的"遗赠"。

结束本单元治疗之前，询问患者是否还有任何关于本单元或者作业的看法或疑问。提醒患者下一单元的日期和时间，向患者表达期待在下一单元见到他 / 她。

治疗师依从性检查单和治疗流程记录

第三单元 意义的历史来源——生命是一种活着的遗赠：过去、现在和未来

☐ 报到

☐ 回顾第二单元：癌症与意义

☐ 查看家庭作业，即第三单元的体验练习

☐ 第三单元的体验练习是否完成

☐ 简要在历史背景下探索意义

☐ 简要探索：生命是一种活着的遗赠

☐ 患者完成练习：被给予的遗赠

☐ 患者完成练习：正创造的遗赠和将来给予的遗赠

☐ 向患者概述下一单元："意义的态度来源"

☐ 讨论家庭作业：分享自己的遗赠，为第四单元的体验练习做准备

相关主题：

对于遗漏的单元内容的解释：

治疗师对干预流程遵守程度的自评（评分从 0 分＝"未遵守"到 10 分＝"完全遵守"）：

评分：

下一单元时间安排：　　　　　日期：　　　　　时间：

单元时长：

第四单元　意义的态度来源

遭遇生命的局限

要想恢复一个人内在的力量，必须首先让他看到未来的某个目标。尼采说过："一个人知道自己为什么而活，就可以忍受任何境遇。"这可以作为所有心理治疗师的座右铭。只要有可能，你就应该告诉患者为什么要活下去，一个目标就足以增强他们战胜苦难的内在力量……我们真正需要的，是在生活态度上进行根本的转变。我们期望生活给予什么并不重要，重要的是生活对我们有什么期望。我们不应该再追问生活意义是什么，而应该像那些每时每刻都被生活提问的人那样去思考自身。

——维克多·弗兰克尔《活出生命的意义》
（*Man's Search for Meaning*，1959，pp. 84-85）

生命给了我们很多东西，有美好的，有悲惨的。最重要的是，我们能自由选择如何面对。

——威廉·布赖特巴特，医学博士

第四单元概览

1. 报到（5分钟）

- 询问患者的个人／医疗情况

2. 回顾第三单元

- 反思第三单元内容（5 分钟）
- 反馈 / 回顾家庭作业（5 ～ 10 分钟）

3. 介绍第四单元主题："意义的态度来源"（5 ～ 10 分钟）

- 回顾讲义"结构式周主题"，指明第四单元的话题（将简单的过渡环节作为单元主题的一部分）
- 简要探索"意义的态度来源"（在面对疾病或死亡来临时，会"遭遇生命的局限"）

4. 探索练习 4.1 和 4.2（20 分钟）

- 现在：患者如何应对癌症诊断带来的局限
- 将来：患者期望如何被记住

5. 单元小结（5 ～ 10 分钟）

- 简要回顾主题，总结本单元
- 介绍第五单元主题（"意义的创造性来源"）
- 为准备下一单元布置家庭作业（为第五单元的体验练习做准备），探索"遗赠计划"

单元准备

治疗师应通过全面回顾手册上相关的课程信息来准备本单元。在准备阶段，治疗师应仔细思考单元主题和目标，根据患者的个性化需求和经历来选择单元内的具体内容和主题。

单元目标

第四单元的主要目标是探索主题"意义的态度来源"以及引导主题"遭遇生命的局限"。治疗师从第三单元结束的地方继续，探索在直面死亡这一最终限制的历史背景下"遗赠"的概念（例如从过去、现在和未来维度），以及希望留下的永久性遗赠。本单元结束时，患者应当对"意义的态度来源"有一个扎实的理解，对于这一话题，弗兰克尔的核心理念是"我们最后仅存的自由是我们可以选择面对痛苦和生命局限性的态度"。

报到

欢迎患者参与意义中心个体心理治疗的第四单元。本单元开始前，回顾患者从上一单元至今的个人情况和医疗相关情况。这一环节不应超过 5 分钟。

回顾第三单元

查阅讲义 1.1 的每周主题安排，快速回顾主题进展，最后回到今天的主题"意义的态度来源"。询问患者在过去一周内，对前面第三单元的主题"生命是一种活着的遗赠"有什么想法。如果有，具体需要怎么办呢？这一环节控制在 5 分钟左右。

家庭作业反馈

请患者回想上一单元末布置的家庭作业 / 体验练习 3.1 以及家庭作业 3.2 的内容——与所爱之人分享自己的故事。询问他们如何与所爱之人分享他们的生活经历。当大声讲述他们的故事时，被关注（例如，听到、见证或证实）是什么感觉？根据家庭作业的完成程度和患者的感兴趣水平，这一环节可分配 5 ～ 10 分钟不等。

介绍第四单元："意义的态度来源"

现在，治疗师将这一单元的主题"遭遇生命的局限"作为一个承上启下的节点。让患者想想治疗结束时的场景，有什么想法和感受。此时讨论治疗结束时的情境可以很恰当地引入本单元的主题"意义的态度来源"和引导主题"遭遇生命的局限"。

本单元不仅仅探索面临生命的限制意味着什么，还会讨论超越限制的问题。这将突出维克多·弗兰克尔的核心理念，即在面对不可控制的境况时（如癌症和死亡），通过选择自己的态度，我们能够在苦难和生活中发现意义，而这可能帮助我们渡过、克服或超越这些限制。弗兰克尔在描述"从对苦难的态度中寻找意义"这种可能性时使用了"痛苦"（suffering）一词。"痛苦"是一个具有多种定义的复杂术语。雅斯贝斯（Karl Jaspers）将痛苦定义为人类面对各种局限性的经历。在一生中我们会面对许多局限性，从普通的到深刻的，例如一个没有完成的梦想、身体的局限性以及最终的死亡。埃里克·卡斯尔（Eric Cassel）将痛苦定义为"人格"的损失。对于这一定义，最佳的解释就是人性本质的丧失，更简单地说，是指个体身份中重要元素的丧失（身份是由个体在生活中扮演的角色所形成的，这种角色给人生赋予了意义）。所以当弗兰克尔谈及痛苦时，事实上他说的是生活事件带来的限制，以及这些限制对一个人身份与人性的影响。弗兰克尔认为，人类最后仅存的自由是我们可以选择面对痛苦和生命局限性的态度。当其他的一切（如身体、精神及灵性上的幸福）都被剥夺时，我们仍然有能力选择如何应对任何特定的境况。

"超越"一词也是十分复杂并且不好理解的。简单来说，它的意思是克服或跨过生命中的限制和阻碍。实际上，超越也包括超越自我的连通性概念，超越对自我的关注并连接到比自我更大的事情上。连接包括和所爱之人的连接，与价值观的连接，与事业理想的连接，甚至与生活本身的连接，这些都是你在这个世界上最关心的东西。布赖特巴特（Breibart）把超越比作机场的 3 种自动扶梯之一：上升的扶梯会带着你向上，下降的扶梯会带着你向下，而超越就像水平前行的自动扶梯，可以把你从一个登机口带到另一个登机口，将你与世界的每一个地方连接起来。

√治疗师笔记：示例 4.1 展示了一个脚本，介绍了与遭遇生命局限性相关的存在主义问题，尤其是面对命运和生命的有限性时。治疗师应当能够用自己的语言探索这个主题。

√治疗师笔记：患者可能难以把握本单元的主题（例如，态度和自我超越等）。治疗师应在合适的时间为患者举一些合适的例子，或者阅读弗兰克尔书中的一些片段（见第四单元开头的引用），以此帮助患者理解核心理念。

示例 4.1

我们对生命有限性的认识在一定程度上源于我们对拥有意义感或目的感的需要。学会应对限制，能够让我们感恩已经拥有的东西。正如弗兰克尔在《活出生命的意义》中写到的，"通常正是这样一种异常困难的外在处境使人有机会在精神上超越自我"。他将自己在大屠杀中的经历视为对内在力量的一次考验，并且带着自豪感和成就感来看待他对这种极端经历的应对。

时间是有限的，这一事实也是驱使我们充分利用时间。在弗兰克尔看来，这就好比雕塑家用斧凿雕刻尚未成形的石头。雕塑家知道自己需要在有限的时间内完成工作，但不知道确切的期限，因此他只能争分夺秒。在弗兰克尔看来，我们需要打磨的石头就是我们的生命，而我们所打磨出的就是我们的价值——创造性的、体验性的（关于爱、家庭、美丽和艺术等）和有态度的（关于我们怎样应对无法改变的命运）。因此他指出，正如应该通过内容而不是页数来判断一本自传的好坏一样，我们也应该通过内容的丰富性而非长度来判断生命的质量。这些内容包括我们如何生活以及怎样死去，即我们如何看待生存和死亡，如何应对诸如死亡之类的即将到来的局限，以及如何看待从中发现的意义。

进行到这里，我们就可以回到本单元的体验练习中："遭遇生命的局限"（家庭作业/体验练习3.1）。在剩余的时间里，请患者探索和表达自己对这一敏感话题的想法及感受。可以从患者如何应对当前与癌症诊断和治疗相关的身体及医疗限制等开始探索，然后转到如何面对生命的有限性，以及希望自己如何被记住。

√**治疗师笔记**：要认识到这个主题的隐私性，尤其是关于死亡和将逝的话题。要尽力为患者创造安全的环境。鼓励患者自由地表达自己的感受，不要评判和试图纠正。

单元小结

在剩余的 5 ～ 10 分钟里，通过简要回顾单元主题"意义的态度来源"和引导主题"遭遇生命的局限"来结束本单元。询问患者在本单元结束之前还有哪些要分享的想法或问题。借由"与生命连接"，简要介绍第五单元的主题"意义的创造性来源"。布置家庭作业 / 体验练习 4.1 和家庭作业 4.2，后者是通过制订"遗赠计划"的方式，将遗赠的主题与第五单元的主题"创造性、勇气和责任"相融合。

在结束前询问患者对本单元或布置的家庭作业是否有任何想法或疑问。最后，结束本单元，感谢患者的参与，并提醒患者下一单元的日期与时间。

治疗师依从性检查单和治疗流程记录

第四单元　意义的态度来源

☐ 报到

☐ 回顾第三单元："过去／现在／未来的遗赠"

☐ 提醒患者治疗进度并预告3周后的转化单元

☐ 回顾家庭作业（分享癌症故事）

☐ 检查患者是否完成家庭作业（分享癌症故事）

☐ 简要探索意义的态度来源（在遭遇生命的局限，如面对疾病或生命的有限性时，发现意义）

☐ 患者完成关于态度的练习1和2（如何应对癌症带来的限制）

☐ 患者完成关于态度的练习3（希望自己如何被记住）

☐ 提供对下一单元的概述：意义的创造性来源

☐ 讨论家庭作业：介绍遗赠计划

相关主题：

对于遗漏的单元内容的解释：

治疗师对干预流程遵守程度的自评（评分从0分＝"未遵守"到10分＝"完全遵守"）：

评分：

下一单元时间安排：　　　　日期：　　　　时间：

单元时长：

第五单元 ▶ 意义的创造性来源

创造力、勇气和责任

对意义最崇高的升华属于这样一类人，他们被剥夺了在行动、作品或者爱中发现意义的机会，但他们通过所选择的面对困境的态度，克服了困境并获得成长，超越了自我。重要的是他们坚持的立场——这种立场使他们将困境变为成就、胜利和英雄气概。

——维克多·弗兰克尔《追求意义的意志》

（ *The Will to Meaning*，1969，p. 70）

生活中的每种境况对人来说都是一种挑战，都会提出你需要去解决的问题，所以对生命意义的提问实际上被颠倒了。最终，一个人不应该去问他生命的意义是什么，而必须意识到，自己才是被提问的一方。简单地说，生活对每个人都提出了问题，他必须通过对自己生命的领悟来回答生活的提问，也必须用负责任的态度来回应。

——维克多·弗兰克尔《活出生命的意义》

（ *Man's Search for Meaning*，1959，p. 113）

第五单元概览

1. 报到（5 分钟）

- 询问患者的个人 / 医疗情况

2.回顾第四单元

- 对第四单元的思考（5 分钟）
- 回顾 / 反馈家庭作业（"遗赠计划"）（5 ～ 10 分钟）

3.介绍第五单元的主题："意义的创造性来源"（5 分钟）

- 回顾讲义"结构式周主题"：切入到第五单元，进行过渡性讨论
- 简要探索"从创造力和责任中获得的意义"

4.探索练习："创造力和责任的本质"（30 分钟）

- 过去：创造性的努力
- 现在：通过勇气和承诺获得的创造力
- 责任——对生命的回应
- 过去 – 现在 – 未来的责任
- 未完成的事

5.单元小结（5 ～ 10 分钟）

- 总结第五单元，简要回顾第五单元主题
- 介绍第六单元主题（"意义的体验来源"）
- 为准备下一单元布置家庭作业

单元准备

治疗师应充分回顾手册中本单元的内容。在准备阶段，治疗师应仔细思考单元主题和目标，根据患者的个性化需求和经历来选择单元内的具体内容和主题。

单元目标

第五单元的主要目标是介绍和探索单元主题"意义的创造性来源"和引导主题"在创造力和责任中积极参与生活"。至本单元结束时,患者应该对"创造力与责任"的重要性有深入的理解,并以此作为人生意义的重要来源。

报到

欢迎患者回到意义中心治疗的第五单元。通过了解患者从上一单元至现在的个人情况和医疗情况来开启本单元。这一环节应不超过 5 分钟。

回顾第四单元

简要回顾讲义 1.1 中的周主题,关注单元主题的进展,最终回到本单元的主题"意义的创造性来源"。询问患者从上周至今对第四单元"意义的态度来源"有无进一步想法。如果有,具体需要怎样做? 这可能是一个很好的时机来提醒患者,以意义为中心的心理治疗的最后阶段即将到来。询问患者关于治疗结束的任何想法或感受。这一讨论可根据患者感兴趣的程度持续 5 ~ 10 分钟。

家庭作业反馈

请患者回想上一单元末尾布置的家庭作业 4.2（创建个人的"遗赠计划"）。询问患者是否已经开始仔细思考关于"遗赠计划"的内容，以及他们对这项创造性的工作是否存在问题。利用这部分讨论切入今天的主题"在创造力和责任中积极参与生活"。通过询问患者个人对这些词语的理解，启发患者对"创造力和责任"这一话题展开思考。

介绍第五单元："意义的创造性来源"

现在，治疗师应当从家庭作业的反馈（例如，关于"遗赠计划"的创意）自然地过渡到第五单元的主题"意义的创造性来源"和引导主题"积极参与生活"上来。在关于人类生存的存在主义的任何讨论中，创造力和责任都是核心议题。通过从事创造性的工作，我们被赋予了超越既定界限的能力，积极地把我们自己的一些东西注入这个世界——从而为更大的整体做出贡献。创造力，通过创造我们的生活行动，塑造了我们的命运。

面对致命疾病的限制，若要继续创造生活和承担对生命的责任，勇气必不可少。当生命随时可能终止时，继续生活需要勇气，心怀希望和梦想也需要勇气（May，1994）。当可能失去所爱的一切时，继续去爱同样需要勇气。所以当我们说到意义的创造性来源时，是指通过创造生活来获得意义，这是一种以责任和勇气为特征的努力行动。

> √治疗师笔记：下面简单概述了创造力、勇气和责任，旨在为后续的讨论环节提供引导和更多信息。我们鼓励治疗师将这些核心理念作为辅助标记，同时在与患者讨论这些主题时，提出自己的创造性想法。

创造力、勇气和责任：概述

我们的存在要求我们去创造生活——一种独一无二的生活，在这种生活中我们努力发挥自己的全部潜力。我们被要求创造一种有意义、有身份、有方向、有转变、有连接和有成就的人生，成为一种文化或社会中有价值的组成部分。我们回应这种创造性召唤的能力构成了对内在生命承担责任（反应能力）的基础。因此，创造力与责任是密不可分的。积极地回应创造力的召唤，我们就会在真正意义上对自己的人生负责。弗兰克尔（Frankl，1955）认为："一个人不应去问生活能给他什么，而应该明白是生活对我们有所期待……他应该意识到，自己才是被提问一方。生活把这个问题抛给他，而他应该以负责任的态度来回应这些问题；他只有对自己的生命负责，才能回答生活提出的问题。"当我们忽视这一创造性召唤，未能回应并照顾好内在生命时，就会对自己生命的存在感到愧疚。

真实性是一个相对复杂一些的概念。简单来说，做真实的自己就是创造自己独特的生活，并以符合自己特有价值观的方式生活和成长。所以，真实就是对原本的自己真实。事实上，以一种完全真实的方式去创造具有独特意义的生活，担起我们的责任，实现生命的潜能，这对我们来说是非常大的挑战。作为人类，我们并不完美，常常不能发挥自己的全部潜能。我们不能每分每秒都回应生活对创造力的呼唤，也就不可避免地存在不足。我们把这视为不完美、脆弱、缺陷。当我们忽视对责任的创造性呼唤，或者不能回应和照料内在生命时，对生命存在的愧疚也就产生了。对生命存在的愧疚在阿尔伯特·爱因斯坦的临终遗言中得到了体现："如果我能掌握更多数学知识就好了。"此外，当我们没有照顾好应该照料的生活时也会产生对生命存在的愧疚。我们"欠生命的债"，这个债就是"活着"（Heidegger，1996）。如果生命是一件礼物，那我们就必须做出回应。有两种回应方式：心怀感激，或是放弃。

创造之美在于它不断地给我们机会去重新开始，去弥补，去开拓新的道路，去涉足未知的领域，去超越既定的界限。而创造的挑战性在于它需要很大勇气、韧性和毅力，只有这样才能推动我们在不确定性和疑虑面前不断冒险。罗洛·梅（Rollo May）在《创造的勇气》（*The Courage to Create*）中写道，"勇气不是没有疑虑，它是一种即便有疑虑也要继续前进的能力"（1975，p.12）。面对晚期癌症，并且在未来不确定的情况下找到前进的动力和决心，这需要巨大的勇气。田立克（Paul Tillich）在《存在的勇气》（*The Courage to Be*）中指出，勇气并非从外界找寻或获得，而是我们与生俱来的："勇气……根植于人类存在的整个广度，最终扎根于存在本身的结构中"（1952，p.1）。

当我们谈到患者的创造性行动和生活中承担的责任时，这绝非小事。他们把意义、身份认同、价值与构成他们生活的行动和责任联系在一起。这是进行创造的"活动"和"活着"的意义产生交集的地方。这给了他们每天起床的理由——一个走进世界的理由，尽管不确定自己的疾病和命运将会走向何方。

第五单元体验练习

现在我们对"创造力、勇气和责任"已经有了基本的了解，这时可以让患者梳理对这些主题的理解。布置体验练习（家庭作业/体验练习4.1），将本单元剩余的时间留给患者自己探索本单元的主题"意义的创造性来源"。

单元小结

在剩余的 5～10 分钟，通过回顾引导主题"积极参与生活"，简要回顾单元主题"意义的创造性来源"并结束这一单元。询问患者在结束之前是否还有关于本单元主题的想法。借由"与生命连接",简要介绍第六单元的主题"意义的体验来源"。为准备下一单元布置家庭作业／体验练习 5.1。

结束前,询问患者对单元内容或家庭作业是否还有看法或疑问。提醒患者下一单元的日期和时间,结束本单元。请患者在接下来的一周中,留意自己出现的关于转变以及治疗即将结束的想法和感受,在下一单元中将探索和讨论这些感受。感谢患者的参与,表达在下一单元希望再次见到患者。

治疗师依从性检查单和治疗流程记录

第五单元　意义的创造性来源：创造力、勇气和责任，积极参与生活

☐ 报到

☐ 回顾第四单元："意义的态度来源"

☐ 提醒患者治疗进度，预告两周后的转化单元

☐ 家庭作业反馈（"遗赠计划"）

☐ 介绍第五单元的主题："意义的创造性来源"

☐ 简单探索"来源于创造力、勇气、承诺和责任的意义"

☐ 患者完成体验练习

- 进行创造，并且通过勇气和承诺获得创造力

- 责任，过去／现在／未来的责任，未完成的事

☐ 提供对下一单元的概述："意义的体验来源"

☐ 讨论家庭作业：通过爱、美丽和幽默与生命连接

相关主题：

对于遗漏的单元内容的解释：

治疗师对干预流程遵守程度的自评（评分从 0 分＝"未遵守"到 10 分＝"完全遵守"）：

评分：

下一单元时间安排：　　　　日期：　　　　时间：

单元时长：

第六单元 意义的体验来源

用爱、美丽和幽默与生命连接

爱

让我惊讶的是：这是我一生中第一次看到一个真理被这么多诗人写进诗歌，被如此多的思想家称为最终智慧。这个真理是——爱是人类可以追求的最终和最高目标。通过人类诗歌、思想和信仰的传达，我明白了一个终极秘密的含义：人类通过爱和被爱得到救赎。

美丽

尽管囚徒的内心越来越紧张，他也体验到了前所未有的艺术与自然之美。在这种体验的影响下，他们有时甚至忘记了自己可怕的处境……尽管如此——也许正因为如此——我们还是被曾错失许久的大自然的美所吸引。

幽默

幽默是我们在自我保护中的另一个灵魂武器。众所周知，幽默比任何需要人类伪装的事物都更能表现出超然的态度和拥有超越任何情境的能力……试图培养幽默感并以幽默的眼光看待事物，这是在拥有生活艺术时学到的一种技巧。

——维克多·弗兰克尔《活出生命的意义》
（ *Man's Search for Meaning* ，1959，p.48-55）

第六单元概览

1. 报到

- 询问患者个人 / 医疗情况（5分钟）
- 询问"遗赠计划"报告（5～10分钟）

2. 回顾第五单元

- 对第五单元的思考（5分钟）
- 回顾 / 反馈家庭作业（5～10分钟）

3. 介绍第六单元的主题："意义的体验来源"

- 回顾讲义"结构式周主题"，关注第六单元主题以及向最后一单元第七单元主题"转化"过渡
- 探索患者对于转化以及治疗走向尾声的想法和感受
- 简要探索"意义的体验来源"（用爱、美丽和幽默"与生命连接"）（5～10分钟）

4. 探索练习："爱、美丽和幽默"（20分钟）

5. 单元小结（5～10分钟）

- 简单回顾单元主题，结束本单元
- 介绍第七单元的主题（"转化"）
- 简要跟进"遗赠计划"进展
- 探索关于转化的想法与感受

单元准备

治疗师应充分回顾手册上本单元的内容。在准备阶段，治疗师应仔细思考单元主题和目标，根据患者的个性化需求和经历来选择单

元内的具体内容和主题。

单元目标

第六单元的主要目标是通过引导主题"与生命连接"引入并探讨本单元主题"意义的体验来源"。至本单元结束时，患者应该对通过意义的体验来源——特别是爱、美丽和幽默与生命连接有深刻的理解。

报到

欢迎患者回到意义中心治疗的第六单元。单元开始前，请询问患者自上一单元至今的个人情况和医疗情况。这一环节不应超过 5 分钟。

回顾第五单元并展望即将到来的最后一单元

简单回顾讲义 1.1 的周主题，关注单元主题进展，最后回到第六单元主题"意义的体验来源"。询问患者从上周至今对第五单元"意义的创造性来源"有无进一步的看法。如果有，具体需要怎样做？提醒患者最后一单元将近，下一次将会是最后一次会谈。请患者分享对治疗即将结束的想法和感受。根据患者的兴趣，这一讨论环节应持续 5 ～ 10 分钟。

家庭作业反馈

请患者回想第五单元布置的家庭作业 / 体验练习 5.1。上一单元的家庭作业与本单元的话题"通过爱、美丽和幽默与生命连接"有关。利用这部分讨论切入今天的主题"意义的体验来源"。简要探索患者对体验来源爱、美丽和幽默的理解，启发对本单元主题的思考。

介绍第六单元："意义的体验来源"

此时，治疗师应当由家庭作业转向第六单元的主题"意义的体验来源"以及引导主题"通过生命的闪光点'与生命连接'"。

意义的体验来源是指我们从生活中体验到意义的来源。我们主要是通过感知、情绪和思维来体验生活的。在法语中，"意义"一词就是"感知"（sense）。因此，从字面上来说，意义的体验来源来自我们的各种知觉和感官系统。我们通过视觉、听觉、味觉、嗅觉、触觉和爱的情感的各个维度来体验生活和生活的意义。我们通过 5 种感官体验到生活中的美、快乐和愉悦。这些经历让我们感觉到生活充满了意义。爱可能是体验意义最常见和最深刻的来源。爱的体验把我们彼此联系起来，让我们能够超越个人的忧虑。伊曼努尔·列维纳斯（Emmanuel Levinas）把哲学定义为"爱的智慧"，而不是对智慧的爱（Beals，2007）。爱的形式多种多样：情侣之爱、父母的爱、孝道的爱、同胞之爱以及自爱。当我们与生活中的意义失去连接时，会感到存在上的孤立，但是爱和连接能够改善这种情况。美丽和幽默将我们与生活中感受到的敬畏和欢乐联系起来，提醒我们生命的意义。爱与美丽将我们与超越我们生命的永恒建构（eternal constructs）连接起来。

意义的创造性来源和态度来源都要求我们积极参与生活，而意义的体验来源则更多的是被动地参与生活。前两者更多的是一种动态的

"做"的生活输入模式，后者则是显示了善于接受"存在"的生活连接模式。创造性来源和态度来源需要我们给予生活，而体验来源则要求我们通过爱、美丽和幽默将自己托付给生活中的闪光点。

> √治疗师笔记：示例 6.1 提供了本单元关键主题的基本概述。

示例 6.1

意义的体验来源——爱、美丽、艺术、自然和幽默——让我们能够进入冥想状态，超越自我。它们帮助我们去感受比自我更伟大的东西，就像阵阵波涛最终汇合成海洋一样。即使在集中营，弗兰克尔和他的狱友们仍能醉心于萨尔茨堡的美丽群山和动人心魄的日落。由于他们所处的境况，让他们对美的感受较以往有增无减。令他们感到安慰的是，无论个体命运如何，他们所组成的自然之美将超越他们而继续存在。

与意义的另外两种来源（创造性来源和态度来源）比起来，意义的体验来源更多地被感知为一种被动的敬畏和沉思。一个人沉醉于爱、艺术和自然时，他可能会将自己陷入沉思的时刻，结果发现自己在生活中变得更真实。弗兰克尔举例说："想象一名音乐爱好者坐在演奏大厅里……耳边萦绕着最喜欢的交响乐。他的内心因激动而颤抖，那是我们体验到最纯洁的美时的感受。假如你现在问这个人他的生命是否有意义，他会回答说，仅仅是为了体验此刻的狂喜，生命也是有价值的"（1955，p. 43）。

同样的道理，即使所爱之人不在身边，一个人还是能切身体验到爱。弗兰克尔在很多场合都谈到过对妻子的爱，以及（对妻子的）回忆是如何帮助自己跨越苦难的，即使只是短暂的片刻。幽默也能帮助我们摆脱困境，它能帮助我们减轻痛苦，让我们与悲伤的处境保持健康的情感距离。弗兰克尔把幽默比作"用于保护自己的另一种灵魂武器"（1959，p. 54-55）。

第六单元体验练习

我们已经基本了解"意义的体验来源"中善于接受和沉思的特质，现在应转向患者对这些主题的理解。请患者进行体验练习（家庭作业 / 体验练习 5.1），在本单元余下的时间探索他们自己对话题的理解——通过爱、美丽和幽默"与生命连接"。治疗师要确保给体验练习分配足够的时间，因为探索本身可能会增强新的意义感和对患者的慰藉。

单元小结

在剩余的 5 ～ 10 分钟，简单回顾单元主题"意义的体验来源"和引导主题"与生命连接"。询问患者在本单元最终结束之前是否还有想法或评论需要分享。提醒患者下一单元将会是最后一次见面。请他们在接下来的一周留心自己出现的关于转化以及治疗即将结束的想法和感受（家庭作业 / 体验练习 6.1），这些感受将在下一单元进行充分的讨论和探索。

治疗师依从性检查单和治疗流程记录

第六单元　意义的体验来源：与生命连接

☐ 报到

☐ 回顾第五单元："意义的创造性来源"

☐ 提醒患者治疗进度，预告 1 周后的转化单元

☐ 讨论家庭作业（用爱、美丽和幽默与生命连接）

☐ 介绍第六单元主题："意义的体验来源"

☐ 简要探索"意义的体验来源"

☐ 患者完成家庭作业 / 体验练习（通过爱、美丽和幽默连接）

☐ 提供对下一单元的概述："转化：最后思考以及对未来的希望"

☐ 讨论第七单元的家庭作业："遗赠计划"

相关主题：

对于遗漏的单元内容的解释：

治疗师对干预流程遵守程度的自评（评分从 0 分＝"未遵守"到 10 分＝"完全遵守"）：

评分：

下一单元时间安排：　　　**日期：**　　　**时间：**

单元时长：

第七单元　转　化

最后的反思以及对未来的希望

人类的一个特点是，他只能靠展望未来去生活。这就是他在生存最困难的时刻的救赎方式。

人只要还活着，就拥有希望。无论我们经历了什么，都可能是我们未来的财富。尼采说过："那些杀不死我的，只会让我更强大。"

——维克多·弗兰克尔《活出生命的意义》

（ *Man's Search for Meaning*，1959，p.81,89 ）

第七单元概览

1.报到（5分钟）

- 询问患者个人/医疗情况

2.转化：回顾以前的单元（5分钟）

3.探索"遗赠计划"（20分钟）

4.患者的治疗体验：回顾并反馈体验练习，分享对未来的希望（20分钟）

5.结束（5～10分钟）

- 通过简要回顾重要的时刻来结束干预

> - 分享：感谢和再见
> - 强调："对彼此来说都是一次学习经历"

单元目标

最后一个单元的目标十分直接。治疗师应帮助患者回顾、思考之前 6 个单元的治疗体验。治疗师围绕患者生命中面临的重要转化和结局，与患者就治疗结束的想法和感受进行对话和思考。探索患者在本次治疗中分享自己的患癌经历和人生故事时有怎样的感受，当自己的故事得到见证和肯定时又是怎样的感受。分配一部分时间来分享和探索患者的"遗赠计划"，以及治疗过程中有意义的体验。还要留出时间来倾听患者对于治疗体验的反馈以及对未来的希望。

报到

欢迎患者回到意义中心治疗的第七单元，也是最后一个单元。开启本单元前，先询问患者上一单元至今的个人 / 医疗信息。这一环节不应超过 5 分钟，但是如果患者想要分享自己的整体健康状况，可适当延长时间。

进入"转化"单元

简单回顾讲义 1.1 的周主题，关注单元主题进展，直到今天的第七单元，也是最后一个单元，再次确认和强调每周主题。询问患者在过去一周对最后一个单元的设想。请患者分享对治疗结束的想法和感受。关于"转化"的讨论可以根据患者的兴趣持续30分钟左右。

遗赠计划

治疗师应当把话题从讨论治疗结束平稳地过渡到探索遗赠计划的新开始。有的患者可能选择不参与遗赠计划（由于缺乏精力、兴趣、时间感受疾病困扰等原因），因此，如果患者已经完成这一计划，则剩下的15～20分钟可用来探讨遗赠计划。

> √治疗师笔记：正如整个干预过程中强调的，重要的是鼓励患者（通过倾听和确认），并在患者分享自己的"遗赠计划"时，给患者以"见证的意义"。对患者来说，让自己的遗赠得到有意义的见证和肯定，可能会有慰藉和转化的作用，患者可以带着这种体验结束治疗。

干预反馈

治疗师应利用这一单元剩余的时间来获取患者对总体干预情况的反馈，以及患者对未来的希冀。采用体验练习7.1开始关于治疗以及希望的反馈和对话。

单元小结

在剩余的 5 ～ 10 分钟里，通过简单回顾治疗过程中有意义的经历、时刻或记忆来结束本单元。在治疗最终结束前，询问患者是否有想法或意见要分享。感谢患者在治疗中充当了有意义的角色——感谢患者分享的经历，感谢和患者相互学习的经历。最后，治疗师分享自己对患者在治疗过程中创造的遗赠的感激和思考。对于治疗师来说，通常可以谈论患者的勇气、与生命连接的时刻，以及自我关爱的时刻。治疗师还可以感谢受到患者的启发，以及能够在患者生命的关键阶段与他分享这些亲密时刻的荣幸，并确认患者不会被忘记。

治疗师依从性检查单和治疗流程记录

第七单元 转化：最后的思考以及对未来的希望

☐ 报到

☐ 回顾第六单元："意义的体验来源"

☐ 提醒时间进度和每周主题的进展，讨论指向第七单元的治疗轨迹／主题

☐ 讨论"遗赠计划"及其影响

☐ 患者完成第七单元体验练习（与干预反馈相关的问题，对未来的希望）

☐ 对治疗师和患者共同治疗及学习的经验进行汇总，对有意义的经历、时刻和回忆进行思考

相关主题：

对于遗漏的单元内容的解释：

治疗师对干预流程遵守程度的自评（评分从 0 分＝"未遵守"到 10 分＝"完全遵守"）：

评分：

下一单元时间安排： 日期： 时间：

单元时长：

写在最后的话

读者只能运用他所发现的可以信服的东西。

你不可能说服他人相信任何你都没有使自己确信的东西！

这特别符合对意义治疗师的要求，他们应深信：

生命确实有意义，

它甚至在任何条件下都是有意义的，

直到生命的最后一刻，

直到最后一次呼吸，

而且，死亡本身都可以被赋予意义。

…… ……

我们可以对这个助人的行业进行重新定义——

帮助患者实现人类基本且终极的愿望，即找到他们生命的意义。

而通过这样做，那些从事这一助人行业的人

也同时为他们自己的生命

找到了使命与任务：

我在帮助他人找到他们生命意义的过程中

也看到了我自己生命的意义。

——维克多·弗兰克尔《追求意义的意志》

（*The Will to Meaning*，1969，p.160）

参考文献

Albom, M. (1997). *Tuesdays with Morrie.* New York, NY: Random House.

Beals, C. (2007). *Levinas and the wisdom of love.* Waco, TX: Baylor University Press.

Frankl, V. F. (1955/1986). *The doctor and the soul.* New York, NY: Random House.

Frankl, V. F. (1959/1992). *Man's search for meaning* (4th ed.). Boston, MA: Beacon Press.

Frankl, V. F. (1975/1997). *Man's search for ultimate meaning.* New York, NY: Plenum Press.

Frankl, V. F. (1969/1988). *The will to meaning. Foundations and applications of logotherapy.* New York, NY: New American Library.

Heidegger, M. (1996). *Being and time* (J. Stambaugh, Trans.). Albany: State University of New York Press.

Jaspers, K. (1955). *Reason and existenz* (W. Earle, Trans.). New York, NY: Noonday Press.

May, R. (1994). *The courage to create.* New York, NY: Norton.

Tillich, P. (1952). *The courage to be.* New Haven, CT: Yale University Press.

Yalom, I. D. (1980). *Existential psychotherapy.* New York, NY: Basic Books.

讲 义

讲义 1.1

意义中心个体心理治疗结构式周主题

讲义 1.2

意义中心个体心理治疗

得益于维克多·弗兰克尔所著《活出生命的意义》(*Man's Search for Meaning*)的启发。

意义中心心理治疗的基本概念

1. 追求意义的意志：追求存在的意义是一项基本需要，这一驱动力塑造了人类的行为。

2. 生命确有意义：哪怕是在生命的最后一刻，我们都能够创造或体验生命的意义。如果我们感觉到生命"无意义"，这并不是因为我们自身的生活失去了意义，而是因为我们与意义"失联"了。

3. 意志自由：在遭受困苦时，我们仍有找到意义和选择应对态度的"自由"。

"一个人知道自己为什么而活，就可以忍受任何一种生活。"

讲义 1.3

意义的来源

◆ 历史来源——"生命是一种遗赠"

  ● 来自过去的遗赠（过去）

  ● 现在的遗赠（现在）

  ● 未来的遗赠（将来）

◆ 态度来源——"面对生命的限制"

  ● 面对困难处境，通过选择自己的态度，化悲剧（例如躯体痛苦、个人逆境、死亡终局）为成就

◆ 创造性来源——"积极参与生活"

  ● 角色、工作、事迹和成就

  ● 勇气、承诺和责任

◆ 体验来源——"连接生活"

  ● 通过关系、美丽、自然和幽默

讲义 1.4

意义的定义

Ⅰ.感觉到自己的生命有意义，相信自己扮演着独一无二的角色、拥有自己的目标，相信生命是一份礼物。

1. 生命有自己天生的责任——实现自己作为人类的全部潜能。

2. 通过连接比自身更伟大的事物，获得平静、满足甚至是超越的感觉。

Ⅱ.意义感是指你在最有活力的时刻的感受，与存在相连接。无论过去的事是喜是悲、是好是坏，当你回顾它们的时候，会发现生活带给你的肯定和深刻。

讲义 1.5

意义中心个体心理治疗日程

治疗场所:

单元	日期	时间
第一单元		
第二单元		
第三单元		
第四单元		
第五单元		
第六单元		
第七单元		

若想要取消原定治疗,请联系:

治疗师 / 治疗助理:

电话 / 电子邮箱:

其他问题或事项,请联系:

治疗师 / 治疗助理:

电话 / 电子邮箱:

讲义 2.1

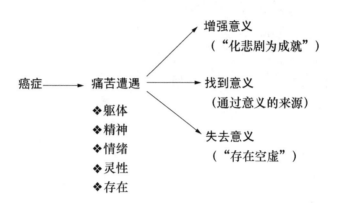

癌症与意义

癌症 ⟶ 痛苦遭遇 ⟶ 增强意义
（"化悲剧为成就"）

⟶ 找到意义
（通过意义的来源）

⟶ 失去意义
（"存在空虚"）

❖躯体
❖精神
❖情绪
❖灵性
❖存在

家庭作业 / 体验练习

体验练习 1.1

（在第一单元完成）

有意义的时刻

列举 1 ～ 2 个生活中特别有意义的事件或经历，不论大小。例如，可以是帮助你度过困难日子的事，也可以是你感觉最有活力的一刻。然后详述细节。

_____

_____

_____

_____

_____

_____

_____

_____

_____

_____

家庭作业 1.1

阅读：维克多·弗兰克尔的《活出生命的意义》第一部分

_____

_____

_____

_____

_____

_____

_____

_____

_____

_____

_____

_____

_____

_____

_____

_____

_____

_____

_____

家庭作业 / 体验练习 1.2

预习第二单元：以下问题将会在第二单元中讨论（作为第二单元的体验练习），请认真思考并写下自己的答案。

患癌前的身份认同

1. 回想患癌前的情况，回答以下问题并把答案写下来。"（患癌前）我是谁？"答案可以是正面的，也可以是负面的。可以是性格特点、身体形象、信念、做过的事、认识的人等。例如，可以这样回答："我是一个＿＿＿的人"或"我是＿＿＿"。

患癌后的身份认同

2. 你已经写下了第一个问题的答案，现在想一想癌症对你的上一个问题的答案产生了什么影响。答案还是一样的吗？癌症如何影响了那些对你有意义的事？

_____

_____

_____

_____

_____

_____

_____

_____

家庭作业／体验练习 2.1

预习第三单元：以下问题将会在第三单元中讨论（作为第三单元的体验练习），请认真思考并写下自己的答案。

生命是一种"遗赠"：我们从生活中获得

1.当你回过头看自己的生活、成长和家族历史，最深刻的回忆、关系、传统、价值观是什么？哪一项对你产生了最大的影响？例如，回忆对你产生了持久影响的特定抚养方式（例如，和祖父母、父母、孩子、兄弟姐妹、朋友、老师的关系）。有时候你姓名的来源就是打开家族遗赠的关键钥匙，你的名字是怎么来的呢？

我们正创造的和以后会送出的遗赠

2.在你思考今天的你是谁时，让你感到骄傲的有意义的行为、角色或成就有哪些？当你看向未来的时候，有哪些经验教训和价值观是你觉得重要，想要分享给他人的？你想要拥有的遗赠是什么？你想要送出的遗赠是什么？

_____

_____

_____

_____

_____

_____

_____

_____

家庭作业／体验练习 3.1

预习第四单元：以下问题将会在第四单元中讨论（作为第四单元的体验练习），请认真思考并写下自己的答案。

"遭遇生命的局限"

1. 过去你曾遇到过什么样的生命局限、损失或阻碍？你是如何应对的呢？

2. 患癌后，你面临哪些生命局限或损失，又是如何应对的？在你认识到生命的局限和死亡结局以后，还能找到日常生活的意义吗？（如果答案是肯定的，请简要说明。）

3. 你认为什么样的死亡才算"好"或"有意义"？在你的想象中，所爱的人会怎样记住你？（比如，你的哪些性格特点、你们之间的哪些回忆或生活中哪些有意义的事情会给他们留下长久的印象？）

_____

_____

_____

_____

_____

_____

_____

_____

_____

家庭作业 3.2

分享遗赠：讲出你的故事

　　找一个让自己最舒服的方式，向所爱之人讲出自己的故事。关键在于突出那些让你骄傲、有意义的事，或者是你希望做到但是还没做的事。在你分享自己的故事的过程中，当最在意的人见证、确认和肯定你的话语时，注意体会自己的感受。

_____

_____

_____

_____

_____

_____

_____

_____

_____

_____

_____

_____

_____

_____

_____

_____

家庭作业 / 体验练习 4.1

预习第五单元：以下问题将会在第五单元中讨论（作为第五单元的体验练习），请认真思考并写下自己的答案。

积极参与生活：
"创造性、勇气和责任"

1. 生活以及富有创造力需要勇气和承诺。你能否想起，在你生命中的某个（或某些）时刻，你曾勇敢地掌握自己的命运，或是对一些对于你来说很有价值的事情做出了有意义的承诺？

2. 在你一生的作品和创造性活动（例如著作、养育孩子、爱好、事业）中，你曾表达过对你来说最有意义的感受吗？——如果有，你是如何表达的？

3. 你的责任是什么？你要对谁负责？

4. 你有未完成的事业吗？什么事情是你一直想做却一直没做？你认为是什么在阻碍你？

_____

_____

_____

_____

_____

_____

_____

_____

家庭作业 4.2

"遗赠计划"

　　创建"遗赠计划"的目的在于提醒"生命是一种活着的遗赠"这一主题。在这个计划，你可以融入我们已经讨论过的一些想法（例如意义、身份认同、创造力、责任），从而表达出一种与生命和疾病相关的意义感。以下是一些例子：制作遗赠相册或视频，把有意义的歌曲整理成歌曲集，修复一段破碎的关系，做一些你一直想做但没有做的事……总之，你的遗赠由你决定！

_____

_____

_____

_____

_____

_____

_____

_____

_____

_____

_____

_____

_____

家庭作业／体验练习 5.1

预习第六单元：以下问题将会在第六单元中讨论（作为第六单元的体验练习），请认真思考并写下自己的答案。

"与生命连接"

在以下 3 种体验来源中，分别列举 3 种你"与生命连接"以及使你感到最有活力的方式。

◆ 爱

1）＿＿＿＿＿＿＿＿＿＿＿＿＿＿＿＿＿＿＿＿＿＿＿＿

2）＿＿＿＿＿＿＿＿＿＿＿＿＿＿＿＿＿＿＿＿＿＿＿＿

3）＿＿＿＿＿＿＿＿＿＿＿＿＿＿＿＿＿＿＿＿＿＿＿＿

◆ 美丽

1）＿＿＿＿＿＿＿＿＿＿＿＿＿＿＿＿＿＿＿＿＿＿＿＿

2）＿＿＿＿＿＿＿＿＿＿＿＿＿＿＿＿＿＿＿＿＿＿＿＿

3）＿＿＿＿＿＿＿＿＿＿＿＿＿＿＿＿＿＿＿＿＿＿＿＿

◆ 幽默

1）＿＿＿＿＿＿＿＿＿＿＿＿＿＿＿＿＿＿＿＿＿＿＿＿

2）＿＿＿＿＿＿＿＿＿＿＿＿＿＿＿＿＿＿＿＿＿＿＿＿

3）＿＿＿＿＿＿＿＿＿＿＿＿＿＿＿＿＿＿＿＿＿＿＿＿

家庭作业／体验练习 6.1

预习第七单元：以下问题将会在第七单元中讨论（作为第七单元的体验练习），请认真思考并写下自己的答案。

"体验：思考和反馈"

1. 经历 7 个治疗单元以后你的感受如何？在治疗过程中你看待生命和癌症的方式是否发生了变化？

2. 你是否感觉到对生命的意义来源有了更好的理解？是否能够在平日也使用它们？如果是的话，将怎样做？

3. 你对未来有什么希望？

体验练习 7.1

（在第七单元完成）

思考以及对未来的想法

1.经历 7 个治疗单元以后你的感受如何？在治疗过程中你看待生命和癌症的方式是否发生了变化？

2.你是否感觉到对生命的意义来源有了更好的理解？是否能够在平日也使用它们？如果是的话，将怎样做？

3.你对未来有什么希望？

_____

_____

_____

_____

_____

_____

_____

_____

_____

_____

_____

_____